Meyer

Ihr Einkaufsführer:
Natürliche Medikamente

Ernst-Albert Meyer

Ihr Einkaufsführer: Natürliche Medikamente

Auf einen Blick:
Die wirksamsten Mittel für die häufigsten Beschwerden

Haug

Bibliografische Information Der Deutschen Bibliothek
Die Deutsche Bibliothek verzeichnet diese Publikation in der Deutschen Nationalbibliografie; detaillierte bibliografische Daten sind im Internet über http://dnb.ddb.de abrufbar

Wichtiger Hinweis:
Wie jede Wissenschaft ist die Medizin ständigen Entwicklungen unterworfen. Forschung und klinische Erfahrung erweitern unsere Erkenntnisse, insbesondere was Behandlung und medikamentöse Therapie anbelangt. Soweit in diesem Werk eine Dosierung oder eine Applikation erwähnt wird, darf der Leser zwar darauf vertrauen, dass Autoren, Herausgeber und Verlag große Sorgfalt darauf verwandt haben, dass diese Angabe **dem Wissensstand bei Fertigstellung des Werkes** entspricht.
Für Angaben über Dosierungsanweisungen und Applikationsformen kann vom Verlag jedoch keine Gewähr übernommen werden. **Jeder Benutzer ist angehalten,** durch sorgfältige Prüfung der Beipackzettel der verwendeten Präparate und gegebenenfalls nach Konsultation eines Spezialisten festzustellen, ob die dort gegebene Empfehlung für Dosierungen oder die Beachtung von Kontraindikationen gegenüber der Angabe in diesem Buch abweicht. Eine solche Prüfung ist besonders wichtig bei selten verwendeten Präparaten oder solchen, die neu auf den Markt gebracht worden sind. **Jede Dosierung oder Applikation erfolgt auf eigene Gefahr des Benutzers.** Autoren und Verlag appellieren an jeden Benutzer, ihm etwa auffallende Ungenauigkeiten dem Verlag mitzuteilen.

Programmplanung: Dr. Elvira Weißmann-Orzlowski
Umschlaggestaltung: CYCLUS · Visuelle Kommunikation, Stuttgart
Umschlagfoto: Mauritius
Satz: Fotosatz H. Buck, Kumhausen
Druck und Verarbeitung: Druckhaus Beltz, Hemsbach

ISBN 3-8304-2185-0 1 2 3 4 5

Inhalt

Vorwort

Jetzt kann krank sein ganz schön ins Geld gehen! Denn Ärzte dürfen rezeptfreie Medikamente nicht mehr zulasten der gesetzlichen Krankenkassen verschreiben. Die Folge ist eine starke Zunahme der Selbstmedikation, die den Verbraucher erheblich mehr belastet.

Das Sortiment an Arzneimitteln, Nahrungsergänzungsmitteln und Medizinprodukten in den Apotheken ist riesig und auch vom Apotheker und der PTA nur schwer zu überschauen. So gibt es viele Unterschiede in der Qualität und Preisgestaltung der einzelnen Produkte.

Beurteilen Sie jetzt selbst, was Ihnen wirklich hilft und auch Ihren Geldbeutel schont! „Ihr Einkaufsführer: Natürliche Medikamente" zeigt Ihnen den Weg, sich im „Arzneimitteldschungel" (ca. 60 000 Medikamente) zurechtzufinden. So nehmen Sie kompetent und gut beraten Ihre Gesundheit selbst in die Hand!

Was ist das Besondere an diesem Buch?

1. Mit diesem Buch sparen Sie bares Geld in der Apotheke! Warum?

In diesem Buch werden dem Leser nur in der Selbstmedikation bewährte und preisgünstige Medikamente empfohlen. Arzneimittel, wo das Preis-Leistungs-Verhältnis stimmt!

Von einem Arzneistoff oder einer Heilpflanze gibt es nicht nur ein Medikament, sondern eine Vielzahl oft gleicher Präparate, die sich aber im Preis z.T. erheblich unterscheiden. Und ob Ihnen die Apotheke immer das preisgünstigste Präparat verkauft, darf bezweifelt werden.

Hier nur ein Beispiel:

Für Venenbeschwerden werden Rosskastanien-Präparate eingesetzt:

- Venostasin retard Retardkapseln Nr. 100 kosten 48,50 Euro.
- Venentabs retard ratiopharm Retardtabletten Nr. 100 (das gleiche Präparat) kosten nur 32,50 Euro.

Die Preisdifferenz beträgt 16 Euro, obwohl zwischen beiden Arzneimitteln kein Unterschied besteht. Diese Beispiele lassen sich beliebig fortsetzen.

2. Kostenübersicht auf einen Blick!

Durch die Angabe der Behandlungskosten pro Tag haben Sie nicht nur die Übersicht, was die Behandlung mit einem bestimmten Medikament kostet. Sie können auch leicht bei verschiedenen Arzneimitteln einen Kostenvergleich durchführen.

Von einem Arzneimittel sind meist mehrere Packungsgrößen im Handel, z. B. Packungen mit 20, 50 und 100 Tabletten. Dabei ist die größte Packung immer am preisgünstigsten. Bei der Berechnung der „Behandlungskosten pro Tag" wurde immer die preisgünstigste Packung unter Berücksichtigung der voraussichtlichen Behandlungsdauer ausgewählt. Die preisgünstigste Packungsgröße wird für Sie als Kaufempfehlung angegeben, z. B. Packung mit 50 ml oder 50 Kapseln. Gibt es nur eine Packungsgröße, entfällt diese Angabe.

Für die Berechnung der Behandlungskosten pro Tag wurden die empfohlenen Apothekenverkaufspreise – Stand Ende 2004 – zugrunde gelegt.

3. Naturmedizin am verträglichsten!

In diesem Buch werden vor allem bewährte Medikamente der Naturmedizin (pflanzliche, homöopathische Arzneimittel, Vitamin- und Mineralstoff-Präparate) vorgestellt. Sie besitzen im Vergleich zu synthetischen Arzneimitteln bedeutend weniger Nebenwirkungen, Wechselwirkungen und Gegenanzeigen. Damit sind die Mittel der Naturmedizin viel verträglicher und können auch problemlos über einen längeren Zeitraum eingenommen werden.

4. Homöopathie immer beliebter!

Die Homöopathie gilt als besonders verträgliches und preisgünstiges Naturheilverfahren. Deshalb werden hier bekannte Mittel empfohlen. Homöopathische Mittel kann man sowohl mit synthetischen als auch anderen natürlichen Arzneimitteln kombinieren.

5. Wirksamkeitsnachweise als Zeichen der Qualität!

Bei den pflanzlichen Arzneimitteln wurden besonders solche ausgewählt, deren Wirksamkeit in klinischen Studien am Patienten nachgewiesen ist.

Unter einer klinischen Studie versteht man die Erprobung eines Medikaments am Patienten unter ärztlicher Kontrolle mit dem Ziel, die Wirksamkeit des Medikaments nachzuweisen.

6. Immer den Beipackzettel lesen!

Die Benutzung dieses Buches entbindet nicht von der Notwendigkeit, bei den jeweiligen Arzneimitteln die Gebrauchsinformation aufmerksam zu lesen und zu berücksichtigen!

Der Buchstabe „N" im Namen des Arzneimittels weist auf eine neue Zusammensetzung mit besserer Wirksamkeit hin.

7. Und nicht vergessen!

Verfallene Arzneimittel gehören nicht in die Mülltonne. Sie werden von jeder Apotheke angenommen, wo sie fachmännisch entsorgt werden.

Abwehrschwäche

Was geschieht im Körper?

Das Immunsystem (Abwehrkräfte des Körpers) des Menschen ist ein gestaffeltes System von spezialisierten Geweben, Zellen und Zellprodukten, deren Aufgabe es ist, Mikroorganismen (Pilze, Bakterien und Viren), Krebszellen sowie Fremdstoffe unschädlich zu machen, bevor sie im Organismus Schäden anrichten können.

Die Beschwerden
Häufige Infektionskrankheiten, vor allem Erkältungen, Müdigkeit, Antriebsschwäche und Erschöpfung.

Was hilft?

1. Mineralstoff-Präparat
Zink erfüllt im Immunsystem wichtige Aufgaben und kann hierbei von keinem anderen Stoff ersetzt werden. Eine zeitlich begrenzte Zinkeinnahme (Zink Verla 10 Filmtabletten) führt zu einer Stärkung des Immunsystems und damit zu einem besseren Schutz vor Infektionskrankheiten. Durch eine Zink-Einnahme kann auch Erkältungskrankheiten vorgebeugt werden.

Gegenanzeigen: Schwere Nierenerkrankungen.

Dosierung: Zur Prophylaxe von Infektionskrankheiten (Erkältungen) 3-mal täglich 1 Filmtablette Zink Verla 10 mit Flüssigkeit 2 Stunden vor oder nach den Mahlzeiten einnehmen. Einnahmedauer 4 bis 6 Wochen.

Behandlungskosten pro Tag: 0,43 Euro (Packung mit 100 Filmtabletten).

2. Pflanzliches Mono-Präparat

Aus dem frischen Purpursonnenhut gepresster Saft führt zu einer Steigerung der Abwehrkräfte des Körpers. Damit ist Purpursonnenhut (Echinacea-ratiopharm 100 Tabletten) zur Prophylaxe von Erkältungskrankheiten geeignet.

Gegenanzeigen: Überempfindlichkeit gegen Korbblütler, progrediente Systemerkrankungen wie Tuberkulose, Leukämie, Kollagenosen, multiple Sklerose u.a. Autoimmunkrankheiten, AIDS-Erkrankungen, HIV-Infektion, Schwangerschaft, Stillzeit. Für Kinder unter 12 Jahren ist das Präparat nicht geeignet.

Dosierung: Zur Prophylaxe von Erkältungen 3- bis 4-mal täglich 1 Tablette Echinacea-ratiopharm 100 über 2 Wochen, danach 2 Wochen Einnahmepause, dann nochmals Einnahme über 2 Wochen.

Behandlungskosten pro Tag: ca. 0,66 Euro (Packung mit 50 Tabletten).

Akne

Was geschieht im Körper?

Bei Akne-Patienten reagieren die Talgdrüsen in der Haut überempfindlich auf das aktive Testosteron (DHT). Unter dem Einfluss von DHT verstärken die Talgdrüsen die Talgproduktion. Gleichzeitig verengen sich die Ausgänge der Talgdrüsen, was den Talgabfluss auf die Haut behindert. Als Folge erweitern sich die Talgdrüsen und werden als Mitesser sichtbar. Häufig nisten sich Bakterien in den Mitessern ein und lösen Entzündungen in der Haut aus. So entstehen große, eitrige Pickel auf der Haut. In Deutschland leiden rund 7 Millionen Menschen – und nicht nur Jugendliche – an Akne.

Die Beschwerden
Pickelbildung und unreine Haut im Gesicht, an Schultern, Nacken, Rücken und oberer Brustregion. Diese Hautkrankheit wird von den meisten auch als psychisch belastend empfunden.

Was hilft?

1. Synthetisches Mono-Präparat
Der Wirkstoff Benzoylperoxid (Aknefug-oxid mild 5 %) wird als Gel auf die Akne-Zonen der Haut aufgetragen und entwickelt hier antibakterielle Eigenschaften, die zum Abklingen der Hautbeschwerden führen.

Dosierung: 1- bis 2-mal täglich das Gel Aknefug-oxid mild 5 % auf die betroffene Haut auftragen.

Behandlungskosten pro Tag: ca. 0,76 Euro (Packung mit 50 g).

2. Mineralstoff-Präparat
Der Arzt setzt zur Akne-Therapie häufig Antibiotika sowohl zum Einnehmen (Tetracyclin, Doxycylin, Minocylin) als auch in Form von Salben (Erythromycin, Clindamycin) ein. Kaum bekannt ist, dass die Einnahme eines Zink-Präparates (Zink Verla 10 Filmtabletten) genauso wirksam ist wie ein Antibiotikum, aber viel verträglicher. Klinische Studien an Akne-Patienten haben dies eindeutig belegt. Zink reduziert die Entstehung von DHT, verhindert die Vermehrung der Bakterien in den Mitessern, bremst den Entzündungsprozess der Haut und normalisiert die übersteigerte Talgproduktion.

Gegenanzeigen: Schwere Nierenerkrankungen.

Dosierung: 3-mal täglich 1 Filmtablette Zink Verla 10 2 Stunden vor oder nach den Mahlzeiten über mindestens 3 Monate. Der Rückgang der Hautbeschwerden zeigt sich aber erst ca. 3 bis 4 Wochen nach Einnahmebeginn.

Behandlungskosten pro Tag: 0,43 Euro (Packung mit 100 Filmtabletten)

Meinung des Autors: Die guten Ergebnisse der klinischen Studien mit Zink bei Akne kann der Autor aus seiner Beratungstätigkeit als Apotheker bestätigen.

Allergien

Was geschieht im Körper?

Allergien sind eine Überreaktion des Immunsystems auf Substanzen, die normalerweise keine Gefahr für den Organismus darstellen. Solche sonst harmlosen Stoffe können z. B. Gräserpollen oder bestimmte Nahrungsmittel sein. Diese Allergie auslösenden Stoffe (Allergene) führen im Körper zu einer Freisetzung von Histamin aus den Mastzellen. Das freigesetzte Histamin löst die typischen Beschwerden einer Allergie aus.

Die Beschwerden

Die allergischen Reaktionen reichen von quälenden Niesattacken, tränenden Augen, Hautveränderungen (Rötung, Schwellung, Jucken) über Atembeschwerden bis hin zu Schwellungen von Lippen und Zunge sowie Erbrechen.

Was hilft?

Wenn der Auslöser der Allergie bekannt ist, wie z. B. Erdbeeren, sind diese Stoffe generell zu meiden. Bestehen bereits allergische Beschwerden, wird medikamentös behandelt.

1. Synthetisches Mono-Präparat

Der Wirkstoff Cetirizin hebt die Wirkung von Histamin auf, was zum Abklingen der allergischen Beschwerden führt. Im Gegensatz zu anderen synthetischen Medikamenten gegen Allergien macht Cetirizin nicht müde, was besonders für Kraftfahrer wichtig ist. Cetirizin (Cetalerg Filmtabletten) ist bei verschiedenen allergischen Erkrankungen wie z.B. chronischer Urtikaria (Nesselsucht) mit Juckreiz, Quaddelbildung und Rötung der Haut, allergischem Schnupfen und Heuschnupfen angebracht.

Gegenanzeigen: Schwere Nierenerkrankungen, Schwangerschaft, Stillzeit. Für Kinder unter 2 Jahren ist das Präparat nicht geeignet.

Dosierung: Täglich 1 Filmtablette Cetalerg, vorzugsweise abends.

Behandlungskosten pro Tag: 0,32 Euro (Packung mit 20 Filmtabletten).

2. Synthetisches Mono-Präparat

Treten die allergischen Beschwerden vor allem im Hautbereich auf, ist Chlorphenoxamin (Systral Gel) als lokale Anwendung sinnvoll. Systral Gel hat sich bei allergischen juckenden Hautveränderungen, Verbrennungen 1. Grades, Insektenstichen, Sonnenbrand, Urtikaria (Nesselsucht) und Ekzemen bewährt und lindert hier schnell die Beschwerden.

Gegenanzeigen: Großflächige Anwendung (z.B. Verbrennungen und Verbrühungen) bei Säuglingen und Kleinkindern.

Dosierung: Mehrmals täglich Systral Gel auftragen.

Behandlungskosten pro Tag: ca. 0,93 Euro (Packung mit 20 g).

3. Homöopathisches Mittel

Bei allergischen Reaktionen aller Art (Hauterkrankungen, Nesselsucht, Jucken, Arzneimittel- und Waschmittelausschläge, Insektenstiche u.a.) haben sich Cardiospermum D2 Globuli DHU (Ballonrebe) bewährt.

Dosierung: Bei akuten Beschwerden jede Stunde 5 Globuli Cardiospermum D2 DHU im Mund zergehen lassen, bei Besserung 3- bis 6-mal täglich 5 Globuli.

Behandlungskosten pro Tag: ca. 0,14 Euro.

Arthrose, siehe rheumatische Beschwerden

Auge, trockenes

Was geschieht im Körper?

Stimmen die Menge und Zusammensetzung des Tränenfilms nicht, wird die Horn- und Bindehaut des Auges nicht ausreichend mit Flüssigkeit versorgt und trocknet aus. Ursachen können Zugluft, Klimaanlagen, die Arbeit am Computer, bestimmte Arzneimittel (Schlaf- und Beruhigungsmittel, Betablocker, Antidepressiva, die „Pille“ u. a.), Diabetes, Rheuma und die Wechseljahre sein.

Die Beschwerden
„Sandkorngefühl“ in den Augen, Brennen, Juckreiz und Rötung der Augen.

Was hilft?

Naturmedizin
Die Hyaluronsäure ist eine körpereigene Substanz, die in Augentropfen (Hylan Stulln) mit Erfolg bei trockenen Augen eingesetzt wird. Die Hyaluronsäure bindet Wasser und hält so die Augen längere Zeit feucht. Hylan Stulln muss über einen längeren Zeitraum regelmäßig angewendet werden.

Dosierung: 4-mal täglich 1 Tropfen Hylan Stulln in jedes Auge geben.

Behandlungskosten pro Tag: ca. 0,28 Euro (Packung mit 120 Eindosis-Behältnissen).

Meinung des Autors: Nach Auskunft von Augenärzten und eigener Erfahrung ist die Hyaluronsäure der effektivste

Wirkstoff bei trockenen Augen! Deshalb wird nur er hier vorgestellt.

Beine, offene (Ulcus cruris)

Was geschieht im Körper?

Die gefürchteten offenen Beine – in Deutschland ca. 1 Million Patienten – sind das Endstadium der chronisch-venösen Insuffizienz, einer Venenerkrankung. Im Bereich der kranken Venen staut sich das Blut, das umgebende Gewebe wird nicht ausreichend mit Nährstoffen und Sauerstoff versorgt und Stoffwechselschlacken können nicht abtransportiert werden. Es kommt zu Hautverfärbungen und Ekzemen. Schließlich sterben die Hautzellen ab und es bildet sich ein Unterschenkelgeschwür (offenes Bein). Die Behandlung offener Beine ist sehr aufwändig.

Die Beschwerden
Hautverfärbung und Geschwürbildung, wobei noch eine Infektion (Vereiterung) hinzukommen kann.

Was hilft?

Wichtig ist es, vor allem für den Abfluss des gestauten Blutes zu sorgen, um die Versorgung des Gewebes wieder herzustellen. Eine effektive Behandlung ist hier die Kompressionstherapie. Leider brechen fast 50 Prozent der Patienten die vom Arzt verordnete Kompressionstherapie ab. Bei offenen Beinen ist außerdem viel Bewegung notwendig, um die Durchblutung in den Beinen anzuregen.

1. Vitamin-Präparat

Das Provitamin Dexpanthenol wird auf der Haut oder im Körper in das Vitamin Pantothensäure umgewandelt. Dieses Vitamin fördert die Wundheilung durch Bildung neuer Zellen, wirkt entzündungshemmend und hält das Unterschenkelgeschwür feucht, was die Abheilung unterstützt. Dexpanthenol (Panthenol Spray) sollte beim täglichen Verbandswechsel auf das Geschwür gesprüht werden.

Dosierung: 1-mal täglich Panthenol Spray aufsprühen.

Behandlungskosten pro Tag: ca. 0,30 Euro.

2. Mineralstoff-Präparat

In Deutschland wird Zink zur Behandlung offener Beine zu wenig eingesetzt. Dabei wurden im Ausland klinische Studien mit Zink bei Ulcus cruris erfolgreich durchgeführt. Zink ist besonders wichtig für die Wundheilung: Es fördert die Zellteilung (Bildung neuer Zellen), was zur Entwicklung neuen Gewebes führt und das Geschwür abheilen lässt.

Hinzu kommt, dass viele Ulcus cruris-Patienten einen Zinkmangel aufweisen. Sie sprechen besonders gut auf eine Zink-Therapie an. Zink (Zink Verla 10 Filmtabletten) sollte kurmäßig über einen längeren Zeitraum eingenommen werden.

Gegenanzeigen: Schwere Nierenerkrankungen.

Dosierung: 3-mal täglich 1 Filmtablette Zink Verla 10 2 Stunden vor oder nach den Mahlzeiten.

Die Wirkung tritt ca. 6 bis 7 Wochen nach Einnahmebeginn ein.

Behandlungskosten pro Tag: 0,43 Euro (Packung mit 100 Filmtabletten).

Blähungen, siehe Reizmagen

Blasenentzündung (Zystitis)

Was geschieht im Körper?

Krankheitserreger – meist Bakterien – gelangen in die Blase, vermehren sich dort und lösen eine Entzündung an der Blasenwand aus. Die Blasenentzündung ist der häufigste Harnwegsinfekt, wobei vor allem Frauen betroffen sind.

Die Beschwerden

Es treten häufiges Wasserlassen, Brennen beim Wasserlassen und Schmerzen im Blasenbereich auf.

Was hilft?

1. Pflanzliches Mono-Präparat

Ein Extrakt aus den Blättern der Bärentraube (Cystinol akut Dragees) tötet die Krankheitserreger ab und führt zur Linderung der Beschwerden. Sollte drei bis vier Tage nach Einnahmebeginn keine Besserung eintreten oder die Beschwerden unerträglich sein, ist der Arzt aufzusuchen!

Gegenanzeigen: Schwangerschaft, Stillzeit. Für Kinder unter 12 Jahren ist das Präparat nicht geeignet.

Dosierung: 3-mal täglich 2 Dragees Cystinol akut mit viel Flüssigkeit einnehmen.

Anwendungsdauer: Dieses Präparat darf ohne ärztlichen Rat nicht länger als 1 Woche und höchstens 5-mal im Jahr eingenommen werden!

Behandlungskosten pro Tag: 1,09 Euro (Packung mit 60 Dragees).

> **Hinweis:** Während der Einnahme harnansäuernde Lebensmittel meiden: Schweine- und Rindfleisch, Schokolade, Kakao, Kaffee, Alkohol.

Meinung des Autors: Die Wirksamkeit von Cystinol akut bei Blasenentzündung wurde in klinischen Studien bewiesen. Damit ist eine Antibiotika-Therapie meist nicht notwendig!

2. Heilpflanzentee

Bei einer Blasenentzündung ist es wichtig, viel zu trinken (2 Liter pro Tag), um die Krankheitserreger aus der Blase auszuspülen. Harntee-Steiner enthält Extrakte aus Goldrute, Birkenblättern und Orthosiphon, alles Heilpflanzen, die die Harnbildung anregen (diuretisch) und schmerzlindernd wirken.

Gegenanzeigen: Wasseransammlungen (Ödeme) im Körper infolge eingeschränkter Herz- oder Nierentätigkeit.

Dosierung: 5 Tassen pro Tag (1 Teelöffel Granulat Harntee-Steiner auf 1 Tasse heißes Wasser).

Behandlungskosten pro Tag: 1,33 Euro (Packung mit 60 g).

Tipp: Um auf 2 Liter Flüssigkeit pro Tag zu kommen, sollte neben Harntee-Steiner noch ausreichend Mineralwasser getrunken werden. Alkohol oder Kaffee sowie Getränke mit hohem Kaloriengehalt sind zu meiden.

! Achtung Wenn neben den typischen Symptomen der Blasenentzündung noch drückende oder klopfende Schmerzen in der Nierengegend mit oder ohne Fieber auftreten, ist sofort der Arzt aufzusuchen! Es besteht die Gefahr einer Nierenentzündung, die unverzüglich vom Arzt behandelt werden muss!

Mein persönlicher Rat:

1. Wenn Sie öfters unter einer Blasenentzündung leiden (rezidivierender Infekt), sollten Sie sich nicht an der „Bauchfrei-Mode“ beteiligen, da sie zur Unterkühlung der Harnorgane führt.
2. Ruhe und gleichmäßige Wärme tun bei einer Zystitis dem Körper gut. Treten bei Ihnen öfters Blasenbeschwerden

auf, sollten Sie einen Leibwärmer tragen. Er hält die Harnorgane gleichmäßig warm.
3. Frauen sollten auf der Toilette das Papier immer nur von vorn nach hinten führen und nicht umgekehrt. Das verhindert, dass Bakterien vom Darmausgang in den Bereich der Harnröhre gelangen und dann eine Infektion der Harnorgane auslösen.

Blutdruck, niedriger (Hypotonie)

Was geschieht im Körper?

Unter Hypotonie versteht man das Absinken der Blutdruckwerte unter 105/60 mm Hg, was zu einer Minderdurchblutung der Organe führt. Besonders häufig sind junge Frauen betroffen.

Die Beschwerden
Niedriger Blutdruck ist nicht unbedingt behandlungsbedürftig. Erst wenn verstärkt Gleichgewichtsstörungen, Müdigkeit, Benommenheit, Schwindel, Kopfschmerzen, Flimmern und Schwarzwerden vor den Augen auftreten, sollte etwas unternommen werden.

Was hilft?

1. Pflanzliches Kombinations-Präparat
Korodin Herz-Kreislauf-Tropfen enthalten Kampfer (wird aus dem ätherischen Öl des Kampfer-Baumes gewonnen) und einen Extrakt aus Weißdornbeeren. Korodin stabilisiert schnell den Kreislauf, stärkt das Herz und lindert die Symptome der Hypotonie.

Dosierung: 3-mal täglich 10 Tropfen auf Zucker oder Brot einnehmen, nicht mit Wasser! Das Ganze im Mund zergehen lassen und nicht sofort hinunterschlucken.

Behandlungskosten pro Tag: 0,45 Euro (Packung mit 40 ml).

Meinung des Autors: Die Wirksamkeit von Korodin wurde in mehreren klinischen Studien eindeutig nachgewiesen. Aufgrund der guten Verträglichkeit kann Korodin auch über längere Zeit eingenommen werden.

2. Homöopathisches Komplex-Mittel

In Angioton S Lösung zum Einnehmen ist eine Reihe von Heilpflanzen enthalten, die sich in der Homöopathie bei Herz- und Kreislaufbeschwerden bewährt haben, wie Weißdorn, Maiglöckchen, Frühlings-Adonisröschen u. a.

Dosierung: 3-mal täglich 10 bis 20 Tropfen Angioton Lösung (Alkoholgehalt 50 %) vor dem Essen.

Behandlungskosten pro Tag: ca. 0,58 Euro (Packung mit 100 ml).

> **Tipp:** Bei niedrigem Blutdruck sollte der Kreislauf nicht nur mit Medikamenten, sondern auch durch regelmäßigen Sport, körperliche Ausarbeitung und Wechselduschen warm/kalt angeregt werden.

Mein persönlicher Rat:

Bei Hypotonie und den damit verbundenen Beschwerden empfehle ich den Besuch der Sauna, eine angenehme Art, seinen Kreislauf zu stabilisieren.

Blutergüsse, siehe Verletzungen, stumpfe

Durchfall (Diarrhoe)

Was geschieht im Körper?

Unter Durchfall versteht der Arzt mehr als 3 Entleerungen pro Tag, wobei der Stuhl eine breiig-flüssige Konsistenz aufweist. Ursachen können Infektionen (Viren, Bakterien), Nahrungsmittel-Unverträglichkeiten, psychische Einflüsse (Stress, Angst) und bestimmte Medikamente sein.

Wenn der Durchfall länger als drei bis vier Tage andauert, zusätzlich Fieber oder blutiger Durchfall auftritt, muss der Arzt aufgesucht werden!

Die Beschwerden
Breiiger oder flüssiger Stuhl, oft verbunden mit Bauchschmerzen, Unwohlsein, Kreislaufstörungen und Erbrechen.

Was hilft?

1. Mineralstoff-(Elektrolyt-)Präparat
Da es bei Durchfall immer zum Verlust von Flüssigkeit und wichtigen Elektrolyten (Mineralstoffen) kommt, sind diese zu ergänzen. Das gilt besonders für Kinder! Elotrans Pulver, ein Elektrolyt-Konzentrat, ist hierfür geeignet.

Dosierung: Den Inhalt eines Beutels Elotrans in 200 ml Wasser lösen und sofort trinken. Trinklösung immer frisch bereiten! Je nach Schweregrad des Durchfalls ist die Einnahme von bis zu 20 Beuteln pro Tag möglich. Ist nach 36 Stunden Einnahme keine Besserung zu verzeichnen, ist der Arzt aufzusuchen!

Gegenanzeigen: Akute oder chronische Niereninsuffizienz.

Behandlungskosten pro Tag: ca. 2,04 Euro (Packung mit 20 Beuteln).

2. Pflanzliches Mono-Präparat

Die Uzara-Wurzel stammt aus Südafrika. Ein Auszug (Extrakt) aus der Uzara-Wurzel ist als pflanzliches Arzneimittel im Handel (Uzara Dragees N, Uzara Saft, Uzara Lösung N). Die Inhaltsstoffe dieser Heilpflanze verringern nicht nur die bei Durchfall gesteigerten Darmbewegungen, was zum Abklingen des Durchfalls führt, sondern sie beseitigen auch krampfartige Schmerzen im Magen-Darm-Bereich, sowie Übelkeit.

Gegenanzeigen: Arzneimittel mit herzwirksamen Glykosiden.

Dosierung: Zu Beginn Einnahme von 5 Uzara Dragees N, dann bis zum Abklingen der Beschwerden 3- bis 6-mal täglich 1 Dragee.

Behandlungskosten pro Tag: ca. 1,04 Euro (Packung mit 20 Dragees).

3. Homöopathisches Mittel

Ist der Durchfall auf verdorbene Nahrungsmittel oder eine Infektion (Reisedurchfall) zurückzuführen, sollten Okoubaka D2 Globuli DHU eingenommen werden.

Dosierung: 3- bis 6-mal täglich 5 Globuli Okoubaka D2 DHU im Mund zergehen lassen.

Behandlungskosten pro Tag: ca. 0,14 Euro.

Tipp: Ein Durchfall hat schon so manchen Urlaub vermiest („Montezumas Rache"). Kaum bekannt ist, dass man sich durch die vorbeugende Einnahme von Okoubaka D2 Globuli DHU vor einer Reisediarrhoe schützen kann, vor allem bei Reisen in wärmere Länder.

Dosierung: 3-mal täglich 5 Globuli im Mund zergehen lassen.

Dysmenorrhoe, siehe Menstruationsbeschwerden

Erkältungskrankheiten

Was geschieht im Körper?

Erkältungskrankheiten sind meist durch Viren ausgelöste Infektionen der Atemwege. Begünstigt durch die nass-kalte Jahreszeit dringen die Viren – meist Rhinoviren – in die Atemwege ein, vermehren sich dort und lösen die bekannten Erkältungssymptome aus. Dabei sind die typischen Erkältungsbeschwerden, wie z. B. Fieber oder Husten, nur der Versuch unseres Körpers, mit den „Eindringlingen" fertig zu werden.

Abhängig vom Ort in den Atemwegen, wo die Viren die Atemwegsschleimhaut angreifen, entwickelt sich ein Schnupfen, eine Nasennebenhöhlenentzündung, ein Husten oder eine Halsentzündung.

Da der Volksmund unter einer Erkältungskrankheit meistens Husten (Bronchitis) versteht, wird hier nur dieses Symptom behandelt. Schnupfen, Nasennebenhöhlenentzündung und Halsentzündung haben eigene Kapitel!

Die Beschwerden der Erkältungskrankheit

Es beginnt mit Niesen, Kratzen im Hals und Gliederschmerzen. Dann folgen allgemeine Mattigkeit, Husten, Schnupfen, Fieber, Halsschmerzen und Heiserkeit. Während bei den einen, die es „erwischt" hat, alle Beschwerden fast gleichzeitig auftreten, beherrschen bei anderen nur zwei bis drei Symptome, wie z. B. Husten und Schnupfen, das Krankheitsbild.

Ist das aus der Nase ausgeschiedene oder abgehustete Sekret gelb-grün, muss mit einer zusätzlichen bakteriellen Infektion gerechnet werden. Außerdem verschlimmern sich hier die Beschwerden. Ist dies der Fall, sollte unverzüglich der Arzt aufgesucht werden!

Was hilft bei allgemeinen Beschwerden?

1. Synthetisches Mono-Präparat

Bei allgemeinen Beschwerden wie Fieber, Gelenk- und Kopfschmerzen sowie allgemeiner Mattigkeit hat sich der Arzneistoff Paracetamol (Paracetamol 500–1A Pharma Tabletten) bewährt. Paracetamol wirkt schmerzlindernd und fiebersenkend. Paracetamol ist gut verträglich und wird deshalb auch schon bei Säuglingen und Kindern eingesetzt.

Dosierung: 3- bis 4-mal täglich 1 bis 2 Tabletten Paracetamol 500–1A Pharma.

Behandlungskosten pro Tag: ca. 0,26 Euro.

2. Homöopathisches Mittel

Die Erkältung wird durch trockenen, kalten Wind oder kalte Zugluft ausgelöst. Es tritt hohes Fieber auf, auch anfänglich oft Schüttelfrost, die Haut ist heiß und trocken, aber ohne Schweißausbrüche. Der Kranke ist unruhig und ängstlich und hat großen Durst auf kaltes Wasser. Wenn diese Beschwerden auftreten, sind Aconitum D12 Globuli DHU (Blauer Eisenhut) das richtige Mittel.

Dosierung: Halbstündlich 5 Globuli Aconitum D12 DHU im Mund zergehen lassen bis zur Besserung. Dann alle 2 bis 3 Stunden 5 Globuli.

Behandlungskosten pro Tag: ca. 0,30 Euro.

3. Homöopathisches Mittel

Die Erkältung wird durch feuchte Kälte oder Zugluft verursacht. Es kommt zu hohem Fieber, heißen, dampfenden Schweißausbrüchen und damit zu feuchter Haut und hochrotem Gesicht. Die Augen sind glänzend, der Kopf heiß, die Arme und Beine dagegen kalt. Trotz Fieber besteht das Verlangen nach Wärme. Bei diesen Beschwerden sollten Belladonna D12 Globuli DHU (Tollkirsche) zur Anwendung kommen.

Dosierung: Halbstündlich 5 Globuli Belladonna D12 DHU im Mund zergehen lassen bis zur Besserung. Dann alle 2 bis 3 Stunden 5 Globuli.

Behandlungskosten pro Tag: ca. 0,30 Euro.

4. Pflanzliches Mono-Präparat

Umckaloabo ist die Wurzel einer in Südafrika beheimateten Pelargonien-Art. Ein Auszug (Extrakt) aus dieser Heilpflanze ist als pflanzliches Arzneimittel (Umckaloabo) im Handel. Die enthaltenen Wirkstoffe stärken die körpereigenen Abwehrkräfte, sodass der Körper besser und schneller mit der Virusinfektion fertig wird. Außerdem besitzt Umckaloabo antibakterielle und schleimlösende Eigenschaften.

Dosierung: 3-mal täglich 20 bis 30 Tropfen Umckaloabo vor den Mahlzeiten.

Behandlungskosten pro Tag: ca. 1,74 Euro (Packung mit 20 ml).

Was hilft bei Husten (Bronchitis)?

Wenn sich die Viren in den Bronchien (Verzweigungen der Luftröhre in der Lunge) einnisten, kommt es zu einer Schädigung der Schleimhaut, die die Bronchien auskleidet. Daraufhin wird in den Bronchien das Immunsystem aktiv, um die Viren zu bekämpfen. Dabei schwillt die geschädigte Schleimhaut an und produziert verstärkt zähflüssigen Schleim, der die Atemwege verstopft. Um die Bronchien von diesem Schleim zu befreien, reagiert der Körper mit Hustenattacken (Reizhusten), die sehr unangenehm sein können. Zur Linderung des oft quälenden Reizhustens werden in den ersten Tagen der Bronchitis Hustenreizstiller eingesetzt. Einige Tage später beginnt sich der festsitzende Schleim langsam zu lösen. Man spricht jetzt vom produktiven Husten. Hier kommen Mittel zur Anwendung, die helfen, den Schleim zu lösen und das Abhusten zu erleichtern.

1. Hustenreizstiller

1.1. Synthetisches Mono-Präparat

Der Arzneistoff Clobutinol (Hustenstiller-ratiopharm Clobutinol) gilt als bewährter und gut verträglicher Hustenreizstiller. Er wirkt dämpfend auf das Hustenzentrum im Gehirn, was zum Abklingen der Hustenanfälle führt.

Gegenanzeigen: Schwangerschaft und Stillzeit

Dosierung: 3-mal täglich 1 bis 2 Messbecher Hustenstiller-ratiopharm Clobutinol. Nicht länger als 5 bis 7 Tage anwenden, weil dann der Reizhusten in einen produktiven Husten übergeht und Hustenreizstiller in diesem Stadium nicht mehr angewendet werden dürfen.

Behandlungskosten pro Tag: ca. 1,97 Euro (Packung mit 100 ml).

1.2. Homöopathisches Mittel

Die Erkältung entwickelt sich allmählich. Beim Husten treten stechende Brustschmerzen auf. Sie sind gereizt und ruhebedürftig. Bewegung, Sprechen oder tiefes Atmen löst weitere Hustenanfälle aus. Bei diesen Beschwerden sind Bryonia D12 Globuli DHU (Zaunrübe) das richtige Mittel.

Dosierung: 3- bis 6-mal täglich 5 Globuli Bryonia D12 DHU im Mund zergehen lassen.

Behandlungskosten pro Tag: ca. 0,14 Euro.

1.3. Homöopathisches Mittel

Der Reizhusten ist bellend und blechern. Heftige Hustenanfälle nehmen den Atem, das Gesicht läuft blaurot an. Es folgen Würgen und Erbrechen. Eine Verschlechterung tritt nachts nach 24.00 Uhr ein, auch in der Wärme, im Liegen, durch Sprechen, Lachen und Trinken. Bei diesen Symptomen sollten Sie Drosera D6 Globuli DHU (Sonnentau) einnehmen.

Dosierung: Bei akuten Beschwerden alle 15 Minuten 5 Globuli Drosera D6 DHU im Mund zergehen lassen. Bei Besserung 3- bis 6-mal täglich 5 Globuli.

Behandlungskosten pro Tag: ca. 0,18 Euro.

1.4. Pflanzliches Mono-Präparat

Das isländische Moos ist eine strauchartige Flechte. Ein Auszug aus dieser Heilpflanze ist als pflanzliches Arzneimittel (Isla-Moos Pastillen) im Handel. Die enthaltenen Schleimstoffe überziehen die entzündete Bronchialschleimhaut wie mit einer Schutzschicht, was den Reizhusten deutlich dämpft.

Dosierung: Mehrmals täglich 1 bis 2 Pastillen Isla-Moos lutschen.

Behandlungskosten pro Tag: ca. 1 Euro (Packung mit 60 Pastillen).

2. Schleimlöser

2.1. Pflanzliches Mono-Präparat

Nach dem Stadium des Reizhustens ist es wichtig, den produktiven Husten zu unterstützen. Dabei kommen Expektoranzien zur Anwendung. Das sind auswurffördernde Mittel, die das Abhusten des Bronchialschleims erleichtern sollen, damit die Atemwege wieder frei werden.

Eine alte und bewährte Heilpflanze bei Bronchitis ist der Efeu (Hedelix s.a. Tropfen). Seine Inhaltsstoffe verflüssigen den zähflüssigen Schleim, sodass er leichter abgehustet werden kann. Außerdem löst Efeu Verkrampfungen der Bronchien, was besonders bei Kindern wichtig ist.

Gegenanzeigen: Schwangerschaft und Stillzeit.

Dosierung: 3-mal täglich 31 Tropfen Hedelix s.a. mit etwas Flüssigkeit einnehmen.

Behandlungskosten pro Tag: ca. 1 Euro (Packung mit 20 ml).

2.2. Pflanzliches Kombinations-Präparat

Bei Bronchitis sollte auf alle Fälle eine Husteneinreibung benutzt werden. Die enthaltenen ätherischen Öle wie Kiefernnadelöl und Eukalyptusöl dringen gut in die Haut ein, gelangen ins Blut und werden so in die Bronchien transportiert. Hier fördern sie das Abhusten des Schleims, wirken krampflösend und antibakteriell. Im Handel ist Bronchialbalsam-ratiopharm Creme.

Gegenanzeigen: Bronchialasthma, Keuchhusten.

Dosierung: 2- bis 4-mal täglich einen etwa 4 cm langen Cremestrang in Brust und Rücken einreiben. Vor allem vor dem Schlafengehen ist die Anwendung wichtig, da Bettwärme den Effekt steigert.

Behandlungskosten pro Tag: ca. 0,60 Euro (Packung mit 40 g).

Erschöpfung und Schwäche

Was geschieht im Körper?

Schwäche und Erschöpfungszustände können als Folge von schweren Erkrankungen, Organverletzungen, Operationen und Arbeitsüberlastung auftreten oder altersbedingt sein.

Die Beschwerden
Allgemeine Mattigkeit und Schwäche, Antriebsarmut und nachlassende geistige und körperliche Leistungsfähigkeit.

Was hilft?

1. Pflanzliches Mono-Präparat
Die Ginsengwurzel hat eine 2000 Jahre alte Tradition und gehört auch heute noch zu den bedeutendsten Heilmitteln der traditionellen chinesischen Medizin (TCM). Die Wurzel-Inhaltsstoffe (Ginsenoide) lassen den Körper besser mit Stress-Situationen fertig werden (adaptogene Eigenschaften), steigern Konzentration und Aufmerksamkeit, aktivieren das Immunsystem, machen Freie Radikale im Körper unschädlich und fördern Stoffwechsel aufbauende Prozesse im Organismus, wie z.B. die Eiweißproduktion. Damit ist die Ginsengwurzel (Orgaplasma Dragees) empfehlenswert bei Er-

schöpfungszuständen, in der Erholungsphase nach Krankheiten (Rekonvaleszenz), zur Stärkung und Kräftigung bei Müdigkeits- und Schwächegefühl sowie bei nachlassender Leistungs- und Konzentrationsfähigkeit. Die Anwendung sollte kurmäßig erfolgen, aber 3 Monate nicht überschreiten.

Dosierung: 2-mal täglich 1 bis 2 Dragees Orgaplasma.

Behandlungskosten pro Tag: ca. 1,12 Euro (Packung mit 100 Dragees).

2. Naturprodukt

Bei Schwäche und Erschöpfungszuständen gilt Traubenzucker (Dextropur) als bewährtes Hausmittel.

Dieser Zucker wird bei Einnahme schnell ins Blut aufgenommen und dient dem Organismus als wertvoller Energiespender.

Dosierung: 4-mal täglich 1 Esslöffel Dextropur in Säfte, Buttermilch u. a. einrühren und trinken.

Behandlungskosten pro Tag: ca. 0,38 Euro.

3. Homöopathisches Komplex-Mittel

Avena sativa (Hafer), Selenium (Selen), Zincum (Zink) und Koffein sind bewährte homöopathische Mittel bei Erschöpfungszuständen, Antriebsschwäche und Abgeschlagenheit. Sie sind in Nemaplex aktiv Tropfen enthalten.

Gegenanzeigen: Alkoholkrankheit, in Schwangerschaft, Stillzeit. Bei Lebererkrankungen und Epilepsie nur nach Rücksprache mit dem Arzt!

Dosierung: 3-mal täglich 5 bis 10 Tropfen Nemaplex aktiv auf Zucker (Alkoholgehalt 57 %) im Mund zergehen lassen.

Behandlungskosten pro Tag: ca. 0,25 Euro.

Haarprobleme (Haarausfall, dünne, brüchige Haare)

Was geschieht im Körper?

Haarausfall und dünne, brüchige Haare beeinträchtigen das Erscheinungsbild und die Attraktivität des Betroffenen. Deshalb sind Haarprobleme für viele auch psychisch belastend. Von Haarausfall spricht man aber erst, wenn täglich mehr als 100 Kopfhaare ausfallen.

Als Haarkrankheiten sind bekannt:

- Alopecia androgenetica (Glatzenbildung). Hier greift das aktive Testosteron (DHT) die Haarfollikel in der Kopfhaut an, bringt die Wachstumsphasen der Haare durcheinander, was Haarausfall auslöst.
- Alopecia generalisata (Haarausfall am ganzen Kopf). Ursachen können sein: Stress, bestimmte Arzneimittel, Infektionskrankheiten und Zinkmangel.
- Alopecia areata (kreisrunder Haarausfall). Hier ist das Immunsystem in der Kopfhaut überaktiv und schädigt die Haarfollikel, was zum Haarausfall führt.

Die Beschwerden
Haarausfall, dünnes, brüchiges Haar

Was hilft?

1. Mineralstoff-Präparat
Zink ist in hoher Konzentration in den Haaren enthalten und sorgt für die Festigkeit und Dicke der Haare. Die Einnahme von Zink (Zink Verla 10 Filmtabletten) hat sich – wie klinische Studien belegen – bei allen Haarproblemen bewährt und kann hier empfohlen werden.

Gegenanzeigen: Schwere Nierenerkrankungen.

Dosierung: 3-mal täglich 1 Filmtablette Zink Verla 10 2 Stunden vor oder nach den Mahlzeiten einnehmen. Anwendung über 1, 5 bis 6 Monate. Die Wirkung tritt ca. 4 bis 6 Wochen nach Einnahmebeginn ein.

Behandlungskosten: ca. 0,43 Euro (Packung mit 100 Filmtabletten).

Meinung des Autors: Der Autor hat in seiner Beratungstätigkeit als Apotheker vielen Verbrauchern bei ihren Haarproblemen mit einem Zink-Präparat helfen können.

2. Vitamin-Präparat

Das Provitamin Dexpanthenol wird im Körper in das Vitamin Pantothensäure umgewandelt. Haare wachsen rasch und haben deshalb einen hohen Energie- und Nährstoffbedarf. Das Vitamin Pantothensäure sorgt für eine optimale Ernährung der Haare, kann Haarausfall stoppen und dünne, brüchige Haare kräftigen.

Bewährt hat sich die innere und äußere Anwendung von Dexpanthenol als Kur über 4 bis 6 Wochen:

1. Zweimal wöchentlich abends Panthenol Spray (Dexpanthenol) auf die Kopfhaut aufsprühen, leicht einmassieren und den Kopf mit einem Handtuch abdecken. So die Nacht verbringen, am nächsten Morgen Haare waschen.
   Behandlungskosten pro Tag: ca. 0,30 Euro.
2. 3- bis 4-mal täglich 1 Tablette Panthenol 100 mg Jenapharm (Dexpanthenol) im Mund zergehen lassen.
   Behandlungskosten pro Tag: ca. 0,56 Euro (Packung mit 100 Tabletten).

Meinung des Autors: Der Autor hat diese Kur schon öfters Verbrauchern mit Haarproblemen empfohlen und hier gute Erfahrungen gemacht.

3. Vitamin-Präparat

Das Vitamin Biotin (Biotin Impuls 5 mg Tabletten) ist wesentlich am Stoffwechsel von Haut, Haaren und Nägeln beteiligt. Es fördert im Körper die Bildung von Keratin, die Substanz aus der Haare und Nägel bestehen. Biotin kann zur einer Verbesserung der Qualität von Haaren und Nägeln führen und Haarausfall stoppen. Wichtig ist eine kurmäßige Anwendung über mehrere Monate.

Dosierung: 2-mal täglich 1 Tablette Biotin Impuls 5 mg.

Die Wirkung setzt erst einige Wochen nach Einnahmebeginn ein!

Behandlungskosten pro Tag: 0,50 Euro (Packung mit 100 Tabletten).

Hämorrhoiden

Was geschieht im Körper?

Das Wort Hämorrhoiden kommt aus dem Griechischen und bedeutet „mit Blut gefüllte Adern". Sie bilden in der empfindlichen Schleimhaut des unteren Enddarmabschnittes ein dichtes Adergeflecht, das wie ein Schwellkörper wirkt. Zusammen mit dem inneren und äußeren Darmschließmuskel verhindert dieser aus Blutgefäßen bestehende Schwellkörper, dass Darminhalt unkontrolliert nach außen dringt.

Vom Krankheitsbild „Hämorrhoiden" spricht der Arzt erst, wenn sich in diesem Schwellkörper die Blutgefäße erweitern, sich Knoten bilden und sich das Blut staut.

Vereinfacht kann man die veränderten Hämorrhoiden als „Krampfadern im Enddarm" bezeichnen.

Hämorrhoiden zählen zu den Volkskrankheiten und treten in der Regel erst im Erwachsenenalter (50 bis 70 Prozent aller Erwachsenen) auf. Nur selten sind sie schon bei Jugendlichen anzutreffen. Ursache ist – genau wie bei Krampfadern – eine angeborene Bindegewebsschwäche der Blutgefäße, die häufig ererbt ist. Zusätzliche Faktoren, die die Entstehung von Hämorrhoiden fördern, sind:

- Verstopfung,
- Schwangerschaft,
- vorwiegend sitzende Lebensweise,
- das Heben schwerer Lasten,
- Kraftsport.

Durch diese Faktoren entsteht ein zusätzlicher Druck auf den Enddarm, dem die dort befindlichen Blutgefäße nicht standhalten können. Sie erweitern sich, bilden Ausbuchtungen, treten aus dem Darm aus und können sich entzünden.

Hämorrhoiden sind nichts Bösartiges. Aber sie bereiten Beschwerden, die im Laufe der Zeit zunehmen können und deshalb unbedingt rechtzeitig behandelt werden sollten!

Die Beschwerden

Je nach Größe und Ausdehnung unterscheidet der Arzt verschiedene Stadien der Hämorrhoiden-Erkrankung:

- Hämorrhoiden 1. Grades: Hier treten meist noch keine Schmerzen auf. Die Schwellkörper sind vergrößert, entzündet und bluten bisweilen.
- Hämorrhoiden 2. Grades: Es haben sich tastbare Knoten entwickelt, die durch das Pressen bei der Stuhlentleerung kurzfristig aus dem After austreten können (Vorfall). Sie kehren jedoch in ihre ursprüngliche Lage zurück.
- Hämorrhoiden 3. Grades: Sie ziehen sich nach dem Austritt aus dem After nicht mehr zurück. Man kann jedoch den Vorfall noch rückgängig machen, indem man die Hämorrhoiden mit dem Finger in den Darm zurückschiebt.
- Hämorrhoiden 4. Grades: Die aus dem After ausgetretenen Hämorrhoiden lassen sich nicht mehr zurückschieben. Neben Beschwerden wie Nässen, Juckreiz und Schmerzen kommt oft hinzu, dass der Stuhl nicht mehr gehalten werden kann (Inkontinenz).

Was hilft?

Neben einer medikamentösen Therapie sollten Betroffene

- ihre Ernährung umstellen (ballaststoffreiche Kost, viel trinken),
- Übergewicht abbauen,
- sich viel bewegen,
- auf regelmäßigen, weichen Stuhlgang (ohne Pressen) achten,
- den Alkoholgenuss reduzieren!

Zur Therapie von Hämorrhoiden 1. und 2. Grades sollte man vorwiegend Salben einsetzen, die nach dem Stuhlgang angewendet werden. Zäpfchen gelangen beim Einführen meist zu tief in den Darm und erreichen die tiefer gelegenen Hämorrhoiden nur unzureichend.

1. Pflanzliches Mono-Präparat

Der virginische Zauberstrauch (Hamamelis virginiana) enthält in Blättern und Zweigen Wirkstoffe, die zusammenziehende, entzündungswidrige, blutstillende und juckreizlindernde Eigenschaften besitzen und Hämorrhoiden-Beschwerden deutlich vermindern können. Im Handel befindet sich ein Auszug aus dem Zauberstrauch (Hametum Wund- und Heilsalbe).

Gegenanzeigen: Überempfindlichkeit gegen Hamamelis oder die Salbenbestandteile.

Dosierung: Mehrmals täglich eine erbsengroße Menge Hametum Wund- und Heilsalbe auf die Spitze des Zeigefingers geben und damit vorsichtig die Hämorrhoiden einreiben oder die Salbe in den Darm drücken.

Behandlungskosten pro Tag: ca. 0,40 Euro (Packung mit 20 g).

2. Synthetisches Kombinations-Präparat

Sind Juckreiz und Entzündung vorherrschend, kommen Wirkstoffe wie Bufexamac, Lidocain, Bismutgallat u. a. zur Anwendung. Sie zeichnen sich durch entzündungswidrige, schmerzstillende und zusammenziehende Eigenschaften aus und sind als Hämo-ratiopharm Creme N im Handel.

Gegenanzeigen: In Schwangerschaft nur nach Rücksprache mit dem Arzt anwenden!

Dosierung: 2-mal täglich eine erbsengroße Menge Hämo-ratiopharm Creme N auf die Hämorrhoiden auftragen oder in den Darm einbringen.

Behandlungskosten pro Tag: ca. 0,45 Euro.

3. Gerbstoff-Präparat

Gerbstoffe besitzen entzündungswidrige, austrocknende und zusammenziehende Eigenschaften und werden mit Erfolg bei anhaltendem Jucken (besonders nachts), Brennen, Wundsein und Nässen im Afterbereich (Analekzem) angewendet. Das Analekzem ist meist die Folgeerscheinung von Hämorrhoiden. Ein Präparat mit synthetischen Gerbstoffen ist als Delagil Pulver im Handel.

Bei Hämorrhoiden und Analekzem ist die Anwendung von Delagil Pulver als Sitzbad zu empfehlen.

Dosierung: Für ein Sitzbad kann man Dusch- und Badewannen sowie von der Größe her geeignete Schüsseln benutzen. Außerdem gibt es spezielle Schüsseln, die direkt in die Toilette eingesetzt werden. Für ein Sitzbad einen halben Portionsbeutel Delagil Pulver in 10 Liter warmen Wassers (32–35 Grad Wassertemperatur) auflösen. Dann den After ins Wasser bringen, so dass das Sitzbad auch den Afterausgang erreicht. Sitzbaddauer 10 bis 15 Minuten.

2- bis 3-mal wöchentlich 1 Sitzbad durchführen. Behandlungskosten pro Tag: 0,80 Euro (Packung mit 10 Beuteln).

! Achtung Blut im Stuhl ist immer ein Alarmzeichen für den Arzt. Meist ist es ein Hinweis auf Hämorrhoiden. Es kann aber auch ein Zeichen für eine schwere Darmerkrankung (Darmkrebs) sein. Deshalb sollte man, wenn sich Blut im Stuhl zeigt, immer den Arzt aufsuchen!

Tipp: Was Sie bei der Analhygiene beachten müssen!
- Waschen Sie nach jedem Stuhlgang den Analbereich mit lauwarmem klarem Wasser. Benutzen Sie Einmalwaschlappen.
- Wenn Sie desinfizierende Feuchttücher anwenden, achten Sie darauf, dass sie keinen Alkohol enthalten.
- Halten Sie den Analbereich trocken. Nicht mit Cremes einfetten.
- Verwenden Sie nur Toilettenpapier, dass nicht bedruckt oder parfümiert ist. Sonst können Ekzeme entstehen.

Halsentzündung (Pharyngitis)

Was geschieht im Körper?

Die Pharyngitis ist eine Entzündung der Rachenschleimhaut, meist ausgelöst durch Viren, wobei noch eine bakterielle Sekundärinfektion hinzukommen kann.

Die Beschwerden
Halsschmerzen, Heiserkeit, Kratzen im Hals, Halslymphknotenschwellung, Schluckbeschwerden, Räusperzwang und teilweise auch Fieber

Was hilft?

1. Pflanzliches Mono-Präparat
Die Flechte Isländisch Moos enthält Schleimstoffe, die die entzündete Rachenschleimhaut mit einer Schutzschicht überziehen und so reizlindernd wirken. Hinzu kommen schwach antibakterielle und entzündungswidrige Eigenschaften. Diese Heilpflanze ist als Isla-Moos-Pastillen im Handel. Durch das Lutschen der Pastillen wird die Rachen-

schleimhaut feucht gehalten, was ebenfalls zur Abnahme der Entzündung beiträgt.

Isla-Moos hat sich ebenfalls bei Heiserkeit und Überbeanspruchung der Stimmbänder (Redner, Sänger) bewährt.

Dosierung: Mehrmals täglich 1 bis 2 Pastillen Isla-Moos lutschen.

Behandlungskosten pro Tag: ca. 1 Euro (Packung mit 60 Pastillen).

2. Pflanzliches Mono-Präparat

Der Salbei gilt als bewährte Heilpflanze bei Entzündungen im Mund-Rachenraum. Ihre Inhaltsstoffe wirken gegen Bakterien und Viren sowie entzündungshemmend. Salbei-Tropfen bio diät enthalten einen alkoholischen Salbeiauszug.

Gegenanzeigen: Für Kinder unter 12 Jahren ist das Präparat nicht geeignet.

Dosierung: 2 Teelöffel Salbei-Tropfen bio diät in ein Glas warmes Wasser geben und mehrmals täglich gurgeln.

Behandlungskosten pro Tag: ca. 0,83 Euro.

3. Homöopathisches Komplex-Mittel

Capsicum (Paprika), Guaiacum (Pockholz) und Phytolacca (Kermesbeere) sind in der Homöopathie bekannte Mittel gegen Halsbeschwerden. Sie sind die Wirkstoffe in Tonsipret Tabletten und zeichnen sich durch schmerzlindernde und entzündungshemmende Eigenschaften aus.

Gegenanzeigen: In Schwangerschaft und Stillzeit Anwendung nur nach Rücksprache mit dem Arzt.

Dosierung: Bei akuten Beschwerden alle halbe bis eine Stunde 1 Tablette Tonsipret langsam im Mund zergehen lassen (bis 12 Tabletten pro Tag). Sonst 1- bis 3-mal täglich 1 Tablette.

Behandlungskosten pro Tag: Bei akuten Beschwerden ca. 1,95 Euro, sonst 0,26 Euro (Packung mit 50 Tabletten).

Tipp: Ein altbewährtes Hausmittel bei Halsbeschwerden und Heiserkeit ist der Briesnitzer Umschlag: Vor dem Schlafengehen ein dünnes Handtuch mit heißem Wasser tränken. Dann auswringen und das Handtuch so warm wie möglich um den Hals legen. Mit einem Schal oder trockenem Handtuch abdecken und so ins Bett gehen. Wenn man nachts feststellt, dass der Umschlag erkaltet ist, einfach abmachen!

Heiserkeit, siehe Halsentzündung

Heuschnupfen (Pollinose)

Was geschieht im Körper?

Der Heuschnupfen gilt als die häufigste allergische Erkrankung des Menschen, wobei das Risiko an Heuschnupfen zu erkranken, vererbbar ist. Im Frühling verursachen Baumpollen von Hasel, Erle, Esche und Birke den Heuschnupfen (Frühjahrspollinose). Bei der Frühsommerpollinose sind es Gräser- und Getreidepollen und bei der Spätsommerpollinose Beifußpollen sowie Pollen von Korbblütlern, die die unangenehmen Heuschnupfensymptome auslösen. Heuschnupfen ist eine Überreaktion der Nasenschleimhäute auf an sich harmlose Stoffe (Pollen).

Die Beschwerden

Bei der Überreaktion des Immunsystems auf einzelne Pollen werden aus bestimmten körpereigenen Zellen (Mastzellen) Entzündungsstoffe – besonders der Botenstoff Histamin – freigesetzt. Histamin ist vor allem für die Heuschnupfensymptome verantwortlich: Juckreiz an den Augen und in der Nase, wässrige Nasensekretion, Niesattacken, geschwollene und gerötete Augen, Anschwellen der Schleimhäute, aber auch Quaddelbildung und Verengung der Bronchien.

Was hilft?

Beim Heuschnupfen ist es wie auch bei vielen anderen Erkrankungen: Man muss mehrere Mittel ausprobieren, um zu sehen, welches am besten hilft!

1. Synthetisches Mono-Präparat

Der Wirkstoff Levocabastin hebt die Wirkung von Histamin auf. Das führt zum Abklingen der Heuschnupfenbeschwerden. Dabei ist Levocabastin besonders bei akuten Beschwerden als lokale Anwendung in Form von Augentropfen und Nasenspray (Livocab direkt Kombi) geeignet.

Gegenanzeigen für den Nasenspray: Patienten mit Niereninsuffizienz.

Gegenanzeigen allgemein: In Schwangerschaft nur nach Rücksprache mit dem Arzt.

Dosierung:

1. Augentropfen: 3- bis 4-mal täglich 1 Tropfen in jedes Auge.
2. Nasenspray: 3- bis 4-mal täglich 2 Sprühstöße in jedes Nasenloch.

Behandlungskosten pro Tag: ca. 0,70 Euro.

2. Synthetisches Mono-Präparat

Der Wirkstoff Cetirizin (Cetalerg Filmtabletten) neutralisiert die Wirkung von Histamin und lindert so die Heuschnupfenbeschwerden.

Im Gegensatz zu vielen anderen Allergiemitteln zur inneren Anwendung macht Cetirizin nicht müde, was für Kraftfahrer von besonderer Bedeutung ist.

Gegenanzeigen: Nierenerkrankungen, Schwangerschaft und Stillzeit. Für Kinder unter 2 Jahren ist das Präparat nicht geeignet.

Dosierung: Täglich 1 Filmtablette Cetalerg, vorzugsweise abends.

Behandlungskosten pro Tag: 0,32 Euro (Packung mit 20 Filmtabletten)

3. Mineralstoff-Präparat

Zink besitzt ebenfalls antiallergische Eigenschaften: Es hemmt die Freisetzung von Histamin aus den Mastzellen.

Dabei wird Zink weniger bei akuten Beschwerden eingesetzt, sondern Zink (Zink Verla 10 Filmtabletten) – kurmäßig vor und während der Pollenflugsaison angewendet – kann die Heuschnupfenbeschwerden deutlich unterdrücken (Prophylaxe).

Gegenanzeigen: Schwere Nierenerkrankungen.

Dosierung: Zwei Wochen vor und während der Heuschnupfenzeit 3-mal täglich 1 Filmtablette Zink Verla 10 2 Stunden vor oder nach den Mahlzeiten.

Behandlungskosten pro Tag: 0,43 Euro (Packung mit 100 Filmtabletten).

4. Homöopathisches Komplex-Mittel

Das Heuschnupfenmittel DHU Tabletten ist ein pflanzliches Umstimmungsmittel und enthält drei in der Homöopathie bei Allergien und Heuschnupfen bewährte Pflanzen (Luffa operculata, Galphimia glauca und Cardiospermum). Dabei werden mit dem Heuschnupfenmittel DHU sowohl bei akuten Heuschnupfenbeschwerden als auch bei der Heuschnupfen-Prophylaxe (kurmäßige Anwendung) gute Erfolge erzielt.

Gegenanzeigen: Für Säuglinge und Kleinkinder ist das Prärarat nicht geeignet.

Dosierung:

1. Zur Linderung akuter Beschwerden: Stündlich 1 Tablette (maximal 12 Tabletten pro Tag) im Mund zergehen lassen. Bei Besserung 3-mal täglich 1 Tablette.

2. Zur Prophylaxe: 3 Wochen vor der Pollenflugsaison und während der ganzen Saison 3-mal täglich 1 Tablette im Mund zergehen lassen.

Behandlungskosten pro Tag: Bei akuten Beschwerden max. 1,55 Euro und zur Prophylaxe: 0,39 Euro.

Husten, siehe Erkältungskrankheiten

Insektenstiche

Was geschieht im Körper?

Durch das Insektengift kommt es zu einer Abwehrreaktion des Immunsystems.

Die Beschwerden
Typische Hautreaktionen mit Rötung, Schwellung, Schmerzen und Juckreiz. Bei Insektenstichen im Gesichtsbereich und bei übermäßigen Hautreaktionen mit Übelkeit, Erbrechen, Atemnot und Schockzeichen (Insektenstichallergie) sollte unverzüglich der Arzt aufgesucht werden!

Was hilft?

1. Pflanzliches Mono-Präparat
Das Gewürznelkenöl zeichnet sich durch entzündungswidrige, juckreizlindernde, abschwellende und keimhemmende Eigenschaften aus und gilt als beste Naturmedizin bei Insektenstichen.

Dosierung: Entzündete Hautpartien mehrmals täglich leicht mit Gewürznelkenöl einreiben.

Behandlungskosten pro Tag: ca. 0,30 Euro.

2. Pflanzliches Kombinations-Präparat zur Insektenabwehr

Da die Anzahl der Insektenstiche pro Jahr und ihre Folgen zunehmen, bekommt die Prophylaxe eine immer größere Bedeutung. Zanzarin Bio-Lotion ist ein Insektenschutz auf pflanzlicher Basis in Kombination mit Haut pflegenden Heilpflanzen und Vitaminen. Zanzarin Bio-Lotion erhielt von der Stiftung Warentest das Prädikat „gut" und soll auch Zeckenbissen vorbeugen.

Gegenanzeigen: Mund-, Nasen- und Augenbereich sowie offene und geschädigte Haut.

Dosierung: Auf die zu schützenden Hautpartien auftragen. Insektenschutz bis zu 5 Stunden

Behandlungskosten pro Tag: ca. 1 Euro.

3. Homöopathisches Mittel

Bei Bienen- und Wespenstichen verbunden mit blassroter Schwellung und stechenden, juckenden Schmerzen haben sich Apis C30 Globuli DHU (Honigbiene) bewährt.

Dosierung: Alle 1 bis 6 Stunden 5 Globuli Apis C30 DHU im Mund zergehen lassen.

Behandlungskosten pro Tag: ca. 0,12 Euro.

Tipp: Ein unerwarteter Insektenstich, z. B. auf einer Wanderung, kann sehr unangenehm werden, vor allem bei Kindern. Wenn Sie kein geeignetes Mittel zur Hand haben, dann pflücken Sie die Blätter des Spitzwegerichs.

Zerreiben Sie die Blätter zwischen den Fingern und betupfen Sie damit den Insektenstich. Die Blätter enthalten entzündungswidrige Stoffe, die die Beschwerden lindern.

Klimakterium, siehe Wechseljahresbeschwerden

Knochenschwund (Osteoporose)

Was geschieht im Körper?

Die Medizin bezeichnet die Osteoporose als Stoffwechselkrankheit der Knochen. Bedingt durch einen verstärkten Kalziumabbau aus den Knochen oder einen unzureichenden Kalziumeinbau in die Knochen kommt es zu einem Verlust an Masse, Festigkeit und Belastbarkeit der Knochen, was deren Bruchrisiko erheblich steigert. Während man früher die Osteoporose als reine Frauenkrankheit (vor allem nach den Wechseljahren) ansah, weiß man heute, dass auch Männer erkranken können.

Die Beschwerden
Häufige Knochenbrüche, Schmerzen, mangelnde körperliche Belastbarkeit, Fehlhaltung, eingeschränkte Beweglichkeit.

Was hilft?

1. Mineralstoff-Vitamin-Präparat
Obwohl es viele moderne Arzneimittel gegen Osteoporose gibt, hat die bewährte und gut verträgliche Kalziumtherapie nach wie vor ihre Bedeutung und gilt auch heute noch als Basis-Therapie der Osteoporose. Wichtig ist, dass Kalzium hochdosiert zusammen mit Vitamin D_3 über einen längeren Zeitraum regelmäßig eingenommen wird. Die Aufnahme von Kalzium in den Körper und seine Einlagerung in die Knochen kann nur erfolgen, wenn genügend Vitamin D_3 im Organismus vorhanden ist. Als Kombinationspräparat (Kalzium und Vitamin D_3) sind Calcium Verla D400 Brausetabletten im Handel.

Gegenanzeigen: Nierenerkrankungen.

Dosierung: 2-mal täglich 1 Brausetablette Calcium Verla D400.

Behandlungskosten pro Tag: 0,57 Euro (Packung mit 100 Brausetabletten).

Kopfschmerzen (vom Spannungstyp)

Was geschieht im Körper?

Kopfschmerzen vom Spannungstyp sind in unserer Zeit meist die Folge von nervöser Erschöpfung, Reizüberflutung und psychosozialem Stress (Probleme in Beruf und Familie, Überarbeitung usw.). Wenn man den Verbrauch an Schmerzmitteln betrachtet, dann gehören Kopfschmerzen zu den am häufigsten auftretenden Beschwerden. Deshalb greifen viele Menschen öfter oder sogar regelmäßig zur Schmerztablette ohne zu berücksichtigen, dass die häufige Einnahme dieser synthetischen Arzneimittel auch Kopfschmerzen auslösen kann (Analgetika-Kopfschmerz).

Die Beschwerden

Kopfschmerzen vom Spannungstyp äußern sich in episodischen (1 bis 2 Tage) oder chronischen Schmerzen (bis zu 15 Tagen im Monat), die drückend oder ziehend sind, eine leichte bis mäßige Intensität erreichen und meist beiderseitig am Kopf auftreten. Die Schmerzen verstärken sich nicht bei körperlichen Aktivitäten. Übelkeit und Erbrechen wie bei der Migräne treten nicht auf.

Was hilft?

1. Synthetisches Mono-Präparat

Der Arzneistoff Paracetamol gehört zu den gut verträglichen Schmerzmitteln, auch was die Magenverträglichkeit angeht. Paracetamol (Paracetamol 500–1A Pharma Tabletten) hat sich auch bei Kopfschmerzen bewährt.

Gegenanzeigen: Für Kinder unter 6 Jahren ist das Präparat nicht geeignet. In Schwangerschaft und Stillzeit nur nach Rücksprache mit dem Arzt.

Dosierung: Bis zu 3- bis 4-mal täglich 1 bis 2 Tabletten Paracetamol 500–1A Pharma.

Behandlungskosten pro Tag: ca. 0,26 Euro.

2. Pflanzliches Mono-Präparat

Kaum bekannt ist die kopfschmerzlindernde Wirkung von Pfefferminzöl. In einer klinischen Studie war Pfefferminzöl (Euminz-Lösung) genauso wirksam wie 2 Paracetamol 500 Kapseln.

Gegenanzeigen: Für Säuglinge und Kleinkinder ist das Präparat nicht geeignet.

Dosierung: Mit Hilfe des Applikators Euminz-Lösung gleichmäßig auf Stirn und Schläfen auftragen. Vorsicht, nicht in die Augen bringen! Behandlung kann bei Bedarf nach 15 Minuten wiederholt werden.

Behandlungskosten pro Tag: Bei einmaliger Anwendung ca. 0,80 Euro.

3. Pflanzliches Mono-Präparat

Die Weidenrinde ist ein altes Schmerzmittel der Volksmedizin. Ein Auszug aus dieser Heilpflanze ist als Assalix Dragees im Handel, wobei dieses Präparat bei Kopfschmerzen hochdosiert eingenommen werden muss.

Gegenanzeigen: Überempfindlichkeit gegen Salizylate, Magen- und Zwölffingerdarmgeschwüre

Dosierung: 2- bis 3-mal täglich 1 bis 2 Dragees Assalix nach den Mahlzeiten.

Behandlungskosten pro Tag: ca. 1,62 Euro (Packung mit 40 Dragees).

Krampfadern, siehe Venenbeschwerden

Lippenherpes

Was geschieht im Körper?

Der Lippenherpes ist eine Infektionskrankheit, ausgelöst durch Herpes-simplex-Viren Typ 1.

Fast jeder Mensch trägt diese Viren in sich. Doch nur bei relativ wenigen melden sich diese Viren von Zeit zu Zeit, indem sie im Gesichtsbereich (Lippen, Augen, Mundschleimhaut) kleine Bläschen bilden. Folgende Reize können die Viren aktivieren und zum Lippenherpes führen: Menstruation, Schwangerschaft, Sonnenbäder, Erkältungen, Stress und Schwächung des Immunsystems.

Die Beschwerden

Der Lippenherpes beginnt mit Kribbeln und Jucken auf den Lippen, dann treten Rötungen und Schwellungen auf, aus denen sich kleine, dicht aneinanderliegende Bläschen an den Lippenrändern bilden. In diesen Bläschen vermehren sich die Viren.

Was hilft?

1. Pflanzliches Mono-Präparat

Als pflanzliches Mittel kann Lomaherpan Creme empfohlen werden. Sie enthält einen Extrakt aus den Melissenblättern, der antivirale Eigenschaften besitzt, die Beschwerden rasch lindert und die Bläschen abheilen lässt.

Dosierung: 2- bis 4-mal täglich Lomaherpan Creme auf die betroffenen Hautpartien auftragen!

Behandlungskosten pro Tag: ca. 0,90 Euro.

2. Mineralstoff-Präparat

Die Behandlung mit einer Creme stellt nur eine örtlich begrenzte Therapie dar. Wer öfters unter Lippenherpes leidet, sollte zusätzlich ein Zink-Präparat (Zink Verla 10 Filmtabletten) kurmäßig einnehmen. Zink stärkt nicht nur die Abwehrkräfte des Körpers, die die Herpes-Viren in Schach halten, sondern hemmt auch die Vermehrung der Viren.

Gegenanzeigen: Schwere Nierenerkrankungen.

Dosierung: Morgens und abends 1 Filmtablette Zink Verla 10 2 Stunden vor oder nach den Mahlzeiten. Anwendung über 2 bis 3 Monate.

Behandlungskosten pro Tag: 0,29 Euro (Packung mit 100 Filmtabletten).

Magenschleimhautentzündung (Gastritis)

Was geschieht im Körper?

Bei der Gastritis handelt es sich um eine Verletzung (Entzündung) der Magenschleimhaut von unterschiedlicher Größe und Intensität. Als Ursachen sind Alkohol- und Nikotinmissbrauch, Medikamente (synthetische Rheumamittel), zu heiße oder zu kalte Speisen und Getränke sowie Bakteriengiftstoffe (Toxine) zu nennen.

Die Beschwerden

Magenschmerzen, Völle- und Schwächegefühl, Erbrechen und Appetitlosigkeit. Dabei werden akute und chronische Beschwerden unterschieden. Sollten sich die Beschwerden nach einer Woche Selbstmedikation nicht bessern, ist der Arzt aufzusuchen!

Wenn Magenblutungen auftreten, muss sofort der Arzt konsultiert werden!

Was hilft?

1. Pflanzliches Mono-Präparat

Die Kamillenblüten – ein bewährtes Mittel der Volksmedizin – zeichnen sich durch entzündungshemmende, schmerzstillende, wundheilungsfördernde und antibakterielle Eigenschaften aus. Die Anwendung als Tee (Kamillenblüten Filterbeutel Bombastus) hat sich bewährt. Eine Trink-Kur mit Kamillentee sollte auch trotz Einnahme anderer Arzneimittel durchgeführt werden.

Gegenanzeigen: Überempfindlichkeit gegen Korbblütler.

Dosierung: 2 Filterbeutel Kamillenblüten Bombastus mit einer Tasse siedendem Wasser übergießen und 5 bis 10 Minuten ziehen lassen. 3- bis 4-mal täglich 1 Tasse des warmen Tees schluckweise zwischen den Mahlzeiten trinken.

Behandlungskosten pro Tag: ca. 0,82 Euro.

2. Mineralsalz-Präparat

Hydrotalcid ist ein Mineralsalz, das sich mit der Magensalzsäure verbindet und sie unschädlich macht (neutralisiert). Damit entfällt der aggressive Einfluss der Magensalzsäure auf die entzündete Magenschleimhaut und sie kann besser und schneller abheilen. Auch bei Sodbrennen bringt Hydrotalcid rasche Linderung. Dieses Mineralsalz ist als Hydrotalcid-ratiopharm 1000 Kautabletten im Handel.

Gegenanzeigen: Für Kinder unter 12 Jahren ist das Präparat nicht geeignet. In Schwangerschaft und Stillzeit nur nach Rücksprache mit dem Arzt.

Dosierung: Bei Bedarf mehrmals täglich 1 Kautablette Hydrotalcid-ratiopharm 1000 zwischen den Mahlzeiten und vor dem Schlafengehen einnehmen (aber nicht mehr als 6 Tabletten pro Tag). Zwischen der Einnahme von Hydrotalcid und anderen Medikamenten immer 2 bis 3 Stunden Abstand einhalten!

Behandlungskosten pro Tag: ca. 0,80 Euro (Packung mit 50 Kautabletten).

3. Homöopathisches Mittel
Bei Magenübersäuerung, Sodbrennen, saurem Aufstoßen und saurem Erbrechen sollten Robinia pseudacacia D4 Globuli DHU (falsche Akazie) eingenommen werden. Robinia reduziert die Produktion von Magensalzsäure, was die Gastritis leichter abheilen lässt.

Dosierung: 3- bis 6-mal täglich 5 Globuli Robinia pseudacacia D4 DHU im Mund zergehen lassen.

Behandlungskosten pro Tag: ca. 0,14 Euro.

Tipp: Voraussetzung für das Abheilen einer Gastritis ist das strikte Vermeiden aller Faktoren, die die Magensalzsäure-Produktion anregen (Alkohol, Nikotin, Kaffee, Schokolade, andere Süßigkeiten, fette Speisen).

Menstruationsbeschwerden (Dysmenorrhoe)

Was geschieht im Körper?

Unter Dysmenorrhoe versteht der Arzt eine Regelblutung mit kolikartigen Unterleibsschmerzen. Sie sind unabhängig von der Blutungsstärke und können auch schon vor Blutungsbeginn auftreten. Ursachen für diese Beschwerden sind bestimmte Entzündungsstoffe (Prostaglandine). Sie werden in der Gebärmutterschleimhaut gebildet und zum Zeitpunkt der Menstruation freigesetzt.

Die Beschwerden
Krampfartige Unterleibsschmerzen verbunden mit Spannungsgefühl im Unterbauch, Rücken- und Kopfschmerzen, Leistungsschwäche, Schwindel und Übelkeit bis hin zu Erbrechen.

Was hilft?

1. Mineralstoff-Präparat

Magnesium besitzt einen entspannenden Effekt auf die gesamte Muskulatur, auch die der Gebärmutter. Oft liegt auch ein Magnesiummangel als Ursache für die Beschwerden vor. Wichtig ist die hochdosierte Einnahme eines Magnesiumsalzes, das auch gut in den Köper aufgenommen wird, wie z. B. Magnesiumaspartat. Dieses Salz ist als Magnesium Verla Brausetabletten im Handel.

Dosierung:

1. Monat: 3 Wochen vor bis zum 3. Tag nach der Menstruation 3-mal täglich 1 Brausetablette Magnesium Verla.

Ab 2. Monat: 5 Tage vor bis 3 Tage nach der Menstruation 3-mal täglich 1 Brausetablette Magnesium Verla.

Behandlungskosten pro Tag: ca. 0,57 Euro (Packung mit 50 Brausetabletten).

2. Homöopathisches Mittel

Die krampfartigen Schmerzen sind kaum noch zu ertragen. Im Liegen strahlen die Schmerzen in Richtung Magen, Hüfte oder Oberschenkel aus. Hinzu kommen Hitzewallungen, Schwitzen und innere Unruhe. Lassen die Schmerzen nach, sind Sie völlig erschöpft und verzweifelt. In dieser Zeit sind Sie besonders reizbar und reagieren heftig auf Kleinigkeiten. Ärger verschlimmert die Beschwerden. Sind diese Symptome für Sie typisch, dann sollten Sie Chamomilla D12 Globuli DHU (Echte Kamille) einnehmen.

Dosierung: Alle 1 bis 4 Stunden 5 Globuli Chamomilla D12 DHU im Mund zergehen lassen bis zur Besserung.

Behandlungskosten pro Tag: ca. 0,19 Euro.

3. Mittel der Biochemie

Die Biochemie nach Dr. Schüßler ist eine gezielte Therapie mit anorganischen Salzen in homöopathischer Dosierung.

Die verwendeten Salze werden als Funktionsmittel bezeichnet, da jedes von ihnen im Körper eine bestimmte Funktion ausübt. Das Salz Magnesium phosphoricum (Magnesiumphosphat) wird dabei gegen Krämpfe aller Art, Koliken und Schmerzen eingesetzt. Das im Handel befindliche Präparat heißt Biochemie Nr. 7 Magnesium phosphoricum D12 Tabletten DHU.

Dosierung: Bei akuten Menstruationsbeschwerden 10 Tabletten in einem Glas heißem Wasser auflösen, öfters umrühren (kein Metalllöffel) und davon alle 2 bis 5 Minuten einen Schluck bis zur Besserung trinken. Bei Bedarf ein neues Glas zubereiten und trinken.

Behandlungskosten pro Tag: 1 Glas 0,43 Euro (Packung mit 80 Tabletten).

Migräne

Was geschieht im Körper?

Die Migräne gilt heute als organische Erkrankung des Gehirns. Dabei kommt es zu Durchblutungsstörungen im Gehirn, einer Reizung des Trigeminus-Nervs und entzündlichen Prozessen im Gehirn. Die therapeutischen Möglichkeiten der Schulmedizin sind bis jetzt noch unbefriedigend, eine Heilung ist z. Z. nicht möglich. Deshalb bevorzugen viele Betroffene auch die Selbstmedikation. Der Arzt unterscheidet die Behandlung des akuten Migräne-Anfalls (Migräne-Attacke) und die Migräne-Prophylaxe (Intervall-Therapie). Bei der Anfallstherapie bringen nur synthetische Arzneimittel Linderung (Metoclopramid, ASS, Paracetamol, Triptane). Die Migräne-Prophylaxe dagegen ist eine längerfristige Behandlung mit dem Ziel, die Anzahl und Intensität der Migräne-Anfälle zu reduzieren. Hier sind Naturheilmittel erfolgreich.

Die Beschwerden

Unter Migräne versteht der Arzt anfallsweise auftretende, chronisch-rezidivierende Kopfschmerzen. Diese Schmerzen sind häufig (aber nicht immer) halbseitig lokalisiert und variieren hinsichtlich Häufigkeit, Stärke und Dauer. Hinzu kommen Übelkeit und Erbrechen, Lichtscheu, Geräuschempfindlichkeit sowie vegetative Erscheinungen wie Schwitzen, Durchfall, erhöhter Herzschlag usw.

Was hilft in der Migräne-Prophylaxe (Intervall-Therapie)?

1. Pflanzliches Mono-Präparat

Das Mutterkraut, eine der echten Kamille sehr ähnliche Heilpflanze, wird in England und den USA häufig mit Erfolg zur Intervall-Therapie der Migräne eingesetzt und ist dort in jedem Heilpflanzenbuch zu finden. In Deutschland ist diese Heilpflanze kaum bekannt. Ein Auszug (Urtinktur) aus dem Mutterkraut ist als Nemagran im Handel. Seine Inhaltsstoffe wirken entzündungswidrig und krampflösend.

Gegenanzeigen: Schwangerschaft und Stillzeit, Überempfindlichkeit gegen Korbblütler. Bei Alkohol- oder Leberkranken aufgrund des Alkoholgehaltes (49 %) Einnahme nur nach Rücksprache mit dem Arzt!

Dosierung: 1-mal täglich 30 bis 40 Tropfen über ca. 12 Wochen. Danach zweiwöchige Behandlungspause einlegen.

Behandlungskosten pro Tag: ca. 0,42 Euro (Packung mit 50 ml).

Meinung des Autors: Mehrere Studien an Migräne-Patienten belegen den Nutzen und die gute Verträglichkeit des Mutterkrauts. Nemagran sollte über einen längeren Zeitraum regelmäßig eingenommen werden, was bei der guten Verträglichkeit problemlos möglich ist.

2. Mineralstoff-Präparat

Ein längere Therapie mit hochdosiertem Magnesium (600 mg Magnesium pro Tag) gilt als wirksame und gut verträgliche Intervall-Therapie der Migräne. Magnesium (Magnesium Verla 300) zeichnet sich durch blutgefäßerweiternde und erregungshemmende Eigenschaften aus.

Gegenanzeigen: Schwere Nierenerkrankungen.

Dosierung: Morgens und abends 1 Beutel Granulat Magnesium Verla 300 in einem Glas Wasser aufgelöst einnehmen. Anwendungsdauer 3 Monate.

Behandlungskosten pro Tag: 0,61 Euro (Packung mit 50 Beutel).

Meinung des Autors: Hochdosiertes Magnesium kann – wie mehrere Studien zeigen – zu einer deutlichen Abnahme der Migräne-Anfälle und der Schmerzintensität führen. Magnesium ist gut verträglich. Zu Beginn der Einnahme kann es zu weichem Stuhl kommen, was sich aber dann wieder normalisiert.

3. Homöopathisches Komplex-Mittel

In der Homöopathie gibt es eine Reihe von Mitteln wie Cylamen (Alpenveilchen), Iris (Schwertlilie) und Sanguinaria (Kanadische Blutwurzel), zu deren Arzneimittelbildern Kopfschmerzen und Migräne gehören. Diese Mittel haben sich auch in der Praxis bei der Migräne-Therapie bewährt. Sie sind Bestandteile des Komplex-Mittels Dolex. Dolex wird nicht nur in der Migräne-Prophylaxe mit Erfolg eingesetzt, sondern kann auch bei akuten Zuständen zur Anwendung kommen.

Gegenanzeigen: Alkoholkranke (52 % Alkoholgehalt).

Bei Leberkranken, Epileptikern und organischen Gehirnerkrankungen ist vor der Einnahme wegen des Alkoholgehaltes mit dem Arzt zu sprechen! Das Gleiche gilt für Schwangerschaft und Stillzeit.

Dosierung:

- bei akuten Zuständen jede halbe bis ganze Stunde – aber höchstens 12-mal täglich – 5 bis 10 Tropfen Dolex einnehmen,
- bei chronischen Zuständen (Migräne-Prophylaxe) 1- bis 3-mal täglich 5 bis 10 Tropfen Dolex einnehmen. Die Einnahme sollte mit Flüssigkeit verdünnt (z. B. 1/2 Glas Wasser) am besten vor den Mahlzeiten erfolgen. In der Migräne-Prophylaxe sollte Dolex über mehrere Wochen regelmäßig eingenommen werden.

Behandlungskosten pro Tag:

- bei akuten Zuständen maximal 0,71 Euro,
- zur Migräne-Prophylaxe ca. 0,16 Euro (Packung mit 100 ml).

Meinung des Autors: Aufgrund der guten Verträglichkeit kann Dolex problemlos über einen längeren Zeitraum eingenommen werden. Der Autor hat in der Beratungstätigkeit in der Apotheke mit Dolex gute Erfahrungen gemacht.

Muskelverspannungen, siehe Rückenbeschwerden

Nagelprobleme, siehe Haarprobleme

Nase, trockene (Rhinitis sicca)

Was geschieht im Körper?

Die Nase hat die Aufgabe, die Atemluft zu reinigen, zu erwärmen und anzufeuchten. Trockene Luft (Heizung, Klimaanlage), der längere Gebrauch von Nasentropfen oder Sprays mit synthetischen Wirkstoffen (Oxymetazolin, Xylometazolin), Umweltfaktoren und bestimmte Arzneimittel (Mittel gegen Allergien, Herzrhythmusstörungen, Bluthochdruck und Psychopharmaka) können zum Austrocknen der wichtigen Nasenschleimhaut führen. Immer mehr Menschen – vor allem Senioren – klagen über eine trockene Nase. Neben einer Behandlung der trockenen Nase ist es wichtig, die dafür verantwortlichen Ursachen zu beseitigen.

Die Beschwerden

Der Austrocknungsprozess führt zu einem Anschwellen der Nasenschleimhaut und damit zu einer Behinderung der Nasenatmung. Als Folge kommt es zu einem Spannungsgefühl in der Nase, Jucken und Brennen, zu ständigem Schnäuzen sowie zum Drang, immer wieder in der Nase mit dem Finger oder dem Taschentuch bohren zu müssen. Dies führt zu Verletzungen der gereizten Nasenschleimhaut, die Blutungen mit Borken- und Krustenbildung auslösen.

Was hilft?

1. Mineralstoff-Präparat (Salz-Lösung)

In der Volksmedizin vieler Länder zählt die Nasenspülung mit Wasser zur morgendlichen Toilette. Besser ist die Anwendung einer Salz-Lösung (Emser Nasenspülsalz, Pulver), da sie die Nasenschleimhaut abschwellen lässt und länger feucht hält. Dabei wird 1 Beutel Emser Nasenspülsalz in 250 ml warmem Wasser gelöst und das Ganze in die Nasendusche gegeben. Die Nasendusche nun über einem Waschbecken an ein Nasenloch halten, wobei der Mund zu öffnen ist. Die Salzlösung dringt jetzt über das Nasenloch in die Nase und läuft aus dem anderen Nasenloch wieder heraus. Anschließend schnäuzt man sich und wiederholt dann die Prozedur am anderen Nasenloch.

Dosierung: 1- bis 2-mal täglich die Nase spülen.

Behandlungskosten pro Tag: ca. 0,50 Euro (Packung mit 20 Beutel).

2. Vitamin-Präparat

Während die Nasenspülung mit einigem Aufwand verbunden ist, lässt sich ein Nasenspray (Nasicur) überall leicht anwenden. Nasicur enthält nicht nur Kochsalzlösung, die die Nase feucht hält, sondern auch das Provitamin Dexpanthenol. Auf der Nasenschleimhaut entsteht aus Dexpanthenol das Vitamin Pantothensäure. Dieses Vitamin hält nicht nur die Nasenschleimhaut lange feucht, es wirkt auch entzündungswidrig und lässt Verletzungen der Nasenschleimhaut sowie Borken und Krusten abheilen.

Dosierung: 3- bis 4-mal täglich 1 bis 2 Sprühstöße Nasicur in jedes Nasenloch.

Behandlungskosten pro Tag: ca. 0,25 Euro.

Nasennebenhöhlenentzündung (Sinusitis)

Was geschieht im Körper?

Die Nasennebenhöhlen sind luftgefüllte Hohlräume in den Nachbarknochen der Nasenhöhle. Nasenhöhle und Nasennebenhöhlen sind durch Gänge (Ostien) miteinander verbunden. Eine akute Sinusitis ist eine durch Viren ausgelöste Entzündung der Schleimhaut der Nasennebenhöhlen und betrifft vor allem die Kiefer- und Stirnhöhlen. Aus einem Schnupfen entwickelt sich häufig eine Sinusitis.

Die Beschwerden

Symptome sind Kopfschmerzen, die beim Bücken, Pressen und Schnäuzen zunehmen. Weiterhin sind typisch: allgemeines Krankheitsgefühl, Fieber, verstopfte Nase und eine Schwellung der Augenlider. Bei eitrigem Nasensekret (Farbe gelb-grün) ist von einer zusätzlichen bakteriellen Infektion auszugehen.

Was hilft?

1. Synthetisches Mono-Präparat

Um den Sekretabfluss aus den Nasennebenhöhlen zu verbessern und die Verstopfung der Nase zu beseitigen, ist die Anwendung von Xylometazolin (Nasenspray E ratiopharm konservierungsmittelfrei) wichtig. Einzelheiten über Anwendung und Dosierung entnehmen Sie bitte dem Kapitel „Schnupfen."

2. Pflanzliches Kombinations-Präparat

Eine Kombination der Heilpflanzen Ampferkraut, Eisenkraut, Enzianwurzel, Holunderblüten und Schlüsselblumen mit Kelch zeichnet sich durch entzündungswidrige, das Immunsystem stärkende, antivirale und schleimlösende Eigenschaften aus. Diese Kombination ist als Sinupret forte Dragees im Handel.

Gegenanzeigen: Für Kinder unter 12 Jahren ist das Präparat nicht geeignet.

Dosierung: 3-mal täglich 1 Dragee Sinupret forte

Behandlungskosten pro Tag: 1,07 Euro (Packung mit 20 Dragees)

Meinung des Autors: Sinupret forte ist ein seit Jahren bewährtes und gut verträgliches Arzneimittel, dessen Wirksamkeit auch in einer Vielzahl von klinischen Studien belegt wurde.

3. Pflanzliches Mono-Präparat

Umckaloabo heißt die Wurzel einer südafrikanischen Pelargonien-Art. Ihre Inhaltsstoffe verfügen über antivirale, antibakterielle und entzündungshemmende Eigenschaften, die sich auch bei Sinusitis bewährt haben. Ein Auszug aus dieser Heilpflanze ist als Umckaloabo Lösung im Handel. Einzelheiten über Anwendung und Dosierung entnehmen Sie bitte dem Kapitel „Erkältungskrankheiten."

4. Homöopathisches Mittel
Typisch ist eine heftige Entzündung mit pochenden Schmerzen im Bereich Stirn- oder Kieferhöhlen. Das Gesicht ist tomatenrot, heiß und verschwitzt, die Augen sind gerötet. Die Schmerzen strahlen bis zum Ohr, Kopfhaut und Haare sind sehr empfindlich. Eine Verschlechterung erfolgt nachts, durch Kälte, Erschütterung und Bücken. Wenn Sie diese Beschwerden haben, sollten Sie Belladonna D12 Globuli DHU (Tollkirsche) einnehmen.

Dosierung: Alle 15 Minuten bis 6 Stunden 5 Globuli Belladonna D12 DHU im Mund zergehen lassen.

Behandlungskosten pro Tag: ca. 0,22 Euro.

Nervosität, innere Unruhe

Was geschieht im Körper?

Nervosität und innere Unruhe sind die Folgen von starker geistiger oder seelischer Beanspruchung. Es kommt zu einer überdurchschnittlichen Belastung des zentralen und vegetativen Nervensystems, was sich in einer Vielzahl von Beschwerden äußern kann.

Die Beschwerden
Es treten Unruhe, Hast, reizbare Überempfindlichkeit, Überaktivität und gesteigerte Ermüdbarkeit auf. Man fühlt sich wie aufgezogen, kann nicht abschalten und findet keine Ruhe. Gleichzeitig leiden die Betroffenen an neurovegetativen Beschwerden (Schweißausbrüche, Hautrötung), Schlafstörun-

gen, Herz-Kreislauf-Beschwerden und Magen-Darm-Störungen (Übelkeit, Völlegefühl, Blähungen).

Was hilft?

1. Pflanzliches Mono-Präparat

Die Inhaltsstoffe der Baldrianwurzel wirken beruhigend, dämpfen die Überaktivität und fördern die Schlafbereitschaft. Außerdem besitzen sie einen entspannenden Effekt. Im Gegensatz zu synthetischen Beruhigungsmitteln führt Baldrian nicht zu einer Abhängigkeit und ist gut verträglich. Wichtig ist eine längere, regelmäßige Einnahme als Voraussetzung für den Behandlungserfolg. Ein Auszug aus der Baldrianwurzel (Tinktur) ist der Inhaltsstoff der Andechser Klosterarznei Baldriantinktur.

Gegenanzeigen: Aufgrund des Alkoholgehaltes (66 %) sollten Alkohol- und Leberkranke, Epileptiker, Hirngeschädigte und Schwangere vor der Anwendung mit dem Arzt sprechen!

Dosierung: 2- bis 3-mal täglich 1/2 Teelöffel Andechser Klosterarznei Baldriantinktur mit einem halben Glas Wasser verdünnt einnehmen.

Behandlungskosten pro Tag: ca. 0,82 Euro.

2. Homöopathisches Komplex-Mittel

Bei nervösen Unruhezuständen werden in der Homöopathie Passiflora (Passionsblume), Avena sativa (Hafer), Coffea (Kaffee) und Zincum (Zink) eingesetzt. Sie sind in Neurexan Tabletten enthalten.

Gegenanzeigen: Für Kinder unter 12 Jahren ist das Präparat nicht geeignet.

Dosierung: Bei akuten Zuständen halbstündlich oder stündlich 1 Tablette Neurexan im Mund zergehen lassen (maximal 12 Tabletten pro Tag). Sonst 3-mal täglich 1 Tablette.

Behandlungskosten pro Tag: Bei akuten Zuständen max. 1,74 Euro, sonst 0,44 Euro (Packung mit 100 Tabletten).

Neurodermitis

Was geschieht im Körper?

Die Neurodermitis ist eine chronische, entzündliche Hautkrankheit mit schubweisem Verlauf. Die Ursache der Neurodermitis ist ein Defekt des körpereigenen Enzyms Delta-6-Desaturase. Dadurch kann die mit der Nahrung aufgenommene Linolsäure nur unzureichend in Gamma-Linolensäure umgewandelt werden. Diese Fettsäure ist Ausgangsstoff für die Bildung von bestimmten Lipiden, die als Kittsubstanz die Hautzellen zusammenhalten. Mangelt es an diesen wichtigen Lipiden, entwickeln sich die Symptome der Neurodermitis. Gleichzeitig treten bei dieser Krankheit auch überschießende Reaktionen des Immunsystems auf.

Die Beschwerden
Bei dieser Hautkrankheit, die schon im Säuglingsalter mit Milchschorf beginnt, sind quälender Juckreiz, trockene Haut und Ekzeme typisch.

Was hilft?

1. Pflanzliches Mono-Präparat
Das Johanniskraut gilt als bewährte Heilpflanze bei leichten bis mittelschweren Depressionen. Relativ neu ist die lokale Anwendung eines Auszuges aus dieser Pflanze (Bedan Lotio) bei Neurodermitis. Freiburger Wissenschaftler fanden heraus, dass der Johanniskraut-Inhaltsstoff Hyperforin antibakterielle und entzündungswidrige Eigenschaften besitzt. Johanniskraut, in Form von Bedan Lotio auf die Haut gebracht, wirkt kühlend, juckreizmindernd und entlastet die strapazierte Haut. Außerdem werden die Aktivitäten des Immunsystems vermindert. Es kommt zu einer Abnahme der unangenehmen Hautbeschwerden.

Dosierung: Mehrmals täglich Bedan Lotio auf die kranken Hautpartien auftragen.

Behandlungskosten pro Tag: ca. 1,15 Euro.

2. Mineralstoff-Präparat

Zink gilt als Geheimtipp in der Neurodermitis-Therapie. Zinkgaben verstärken im Körper die Produktion des Enzyms Delta-6-Desaturase. Dadurch werden mehr der für die Haut wichtigen Lipide gebildet. Gleichzeitig dämpft Zink das überaktive Immunsystem. Das führt zur deutlichen Abnahme der Hautbeschwerden. Zink (Zink Verla 10 Filmtabletten) sollte über einen längeren Zeitraum kurmäßig eingenommen werden.

Gegenanzeigen: Schwere Nierenerkrankungen.

Dosierung: 3-mal täglich 1 Filmtablette Zink Verla 10 2 Stunden vor oder nach den Mahlzeiten. Die Wirkung setzt erst ca. 2 bis 3 Wochen nach Einnahmebeginn ein.

Behandlungskosten pro Tag: 0,43 Euro (Packung mit 100 Filmtabletten)

Meinung des Autors: Der Autor hat mit der Empfehlung einer Zink-Einnahme einer Reihe von Neurodermitis-Patienten helfen können.

Prellungen, siehe Verletzungen, stumpfe

Prostatabeschwerden (benigne Prostatahyperplasie)

Was geschieht im Körper?

Prostatabeschwerden sind eine Männerkrankheit. Die Prostata ist ein kastaniengroßes Organ und befindet sich am Ausgang der Harnblase. Hier umschließt sie ringförmig den Anfangsteil der Harnröhre. Die Prostata ist an der Bildung der Samenflüssigkeit beteiligt. Mit zunehmendem Alter kommt es bei vielen Männern zu einem Wachstum der Prostata. Auslöser dieser Vergrößerung ist neben anderen Faktoren vor allem das aktive Testosteron (Dihydrotestosteron). Durch die wachsende Prostata wird die Harnröhre eingeengt und langgezogen. Das löst die typischen Beschwerden aus.

Die Beschwerden

Die Beschwerden werden nach Alken in 3 Stadien eingeteilt:

- Stadium I: Abgeschwächter Harnstrahl, häufiger Harndrang vor allem nachts, verstärkter Harndrang ohne Wasserabgang, verzögerter Beginn des Wasserlassens.
- Stadium II: Zusätzlich zu den Beschwerden im Stadium I nicht vollständige Entleerung der Harnblase (Restharn), Infektionen der Harnwege, Blasensteinbildung, unfreiwilliger Harnabgang.
- Stadium III: Zusätzlich zu den Beschwerden im Stadium I und II unkontrollierter Harnabgang (Überlaufblase), Nierenerkrankungen.

Hinzu kommen Schmerzen in Blase, Hoden, Damm- und Analbereich. Die Harnwegsinfektionen sind ebenfalls schmerzhaft und sehr belastend.

Vor einer Selbstmedikation mit pflanzlichen Arzneimitteln muss der Arzt abklären, dass die Beschwerden nicht durch ein Prostatakarzinom (Krebs) ausgelöst werden.

Was hilft?

Pflanzliche Prostatamittel sind zur Behandlung der Beschwerden im Stadium I und II nach Alken geeignet. Diese Mittel lindern deutlich die quälenden Beschwerden, ohne die Vergrößerung der Prostata zu beheben. Deshalb sollte der Arzt regelmäßig die Prostata untersuchen!

1. Pflanzliches Mono-Präparat

In den Wurzeln der Brennessel sind Inhaltsstoffe enthalten, die die Harnausscheidung verbessern und damit die Restharnmenge verringern. Es kommt zur Abnahme des Stauungsgefühls in der Blase und zu einem entzündungshemmenden Effekt. Die Behandlung mit einem Arzneimittel aus der Brennessel (Bazoton uno Filmtabletten) hat sich als gut verträglich erwiesen, sodass die notwendige Langzeitbehandlung problemlos möglich ist.

Dosierung: 1-mal täglich 1 Filmtablette Bazoton uno.

Behandlungskosten pro Tag: 0,71 Euro (Packung mit 120 Filmtabletten).

2. Pflanzliches Kombinations-Präparat

Bewährt bei Prostatabeschwerden hat sich eine Kombination von Brennessel mit den Früchten der Sägepalme. Deren Inhaltsstoffe reduzieren die Bildung von Dihydrotestosteron, fördern die Harnausscheidung und besitzen entzündungswidrige Eigenschaften. Eine Kombination dieser beiden Heilpflanzen (Prostagutt forte Kapseln) führt zu einem verstärkten therapeutischen Effekt. Die gute Verträglichkeit von Prostagutt forte Kapseln erlaubt eine Langzeitbehandlung.

Dosierung: 2-mal täglich 1 Kapsel Prostagutt forte.

Behandlungskosten pro Tag: 0,58 Euro (Packung mit 200 Kapseln).

Meinung des Autors: Die pflanzlichen Prostata-Mittel führen bei regelmäßiger Anwendung zu einer deutlichen Abnahme der meist quälenden Beschwerden. Ihre Wirksamkeit und Verträglich wurde in einer Vielzahl von klinischen Studien belegt. Zum Teil sind sie den synthetischen Prostata-Mitteln ebenbürtig, ohne deren Nebenwirkungen zu haben. Durch die Einführung der pflanzlichen Prostata-Mittel ist es zu einer deutlichen Abnahme der Prostata-Operationen gekommen. Leider werden diese wertvollen Arzneimittel nach der Gesundheitsreform nicht mehr von den Krankenkassen erstattet, sondern müssen vom Verbraucher selbst bezahlt werden.

Quetschungen, siehe Verletzungen, stumpfe

Reisekrankheit (Kinetosen)

Was geschieht im Körper?

Hervorgerufen wird die Reisekrankheit durch eine übermäßig starke Reizung des Gleichgewichtsorgans, dem Vestibularapparat im Innenohr. Ausgelöst durch eine rasche Beschleunigung oder auf den Körper einwirkende Zentrifugalkräfte bei Auto-, Schiffs- oder Flugreisen. Reisekrankheiten haben sich – vor allem bei Kindern – zu einer Volkskrankheit entwickelt.

Die Beschwerden
Schwindel, Übelkeit, Erbrechen, Speichelfluss und kalte Schweißausbrüche.

Was hilft?

1. Pflanzliches Mono-Präparat
Der Ingwer, als Gewürz bekannt, lindert, wie klinische Studien belegen, die Symptome der Reisekrankheit (Übelkeit, Erbrechen und Schwindel). Ingwer (Zintona Kapseln) besitzt nicht die belastenden Nebenwirkungen der synthetischen Mittel und ist gut verträglich. Ingwer macht nicht müde und beeinflusst nicht die Konzentrations- und Reaktionsfähigkeit.

Gegenanzeigen: Gallensteine, Schwangerschaft. Für Kinder unter 6 Jahren ist das Präparat nicht geeignet.

Dosierung: Erwachsene und Kinder über 6 Jahre 2 Kapseln eine halbe Stunde vor Reisebeginn, dann alle 4 Stunden 2 Kapseln Zintona. Anwendung tagsüber während der gesamten Reisezeit.

Behandlungskosten pro Tag: ca. 1,75 Euro (Packung mit 20 Kapseln).

2. Homöopathisches Komplex-Mittel

Bei Schwindel und den Beschwerden der Reisekrankheit sind die homöopathischen Mittel Cocculus (Kockelskörner), Conium (gefleckter Schierling) und Tabacum (Tabak) zu empfehlen. Sie sind Bestandteile von Vertigo Hevert SL Tabletten.

Dosierung: Bei akuten Reisebeschwerden alle 10 Minuten 1 Tablette im Mund zergehen lassen bis zur Besserung. Sonst 3- bis 4-mal täglich 1 Tablette.

Behandlungskosten pro Tag: Bei akuten Beschwerden Einnahme über 1 Stunde ca. 0,75 Euro.

Bei sonstiger Dosierung ca. 0,43 Euro (Packung mit 40 Tabletten).

Reizblase

Was geschieht im Körper?

Reizblase ist eine Form der Blasenschwäche (Harninkontinenz). Unter Harninkontinenz versteht man einen unkontrollierten, unwillkürlichen Urinverlust aus der Harnblase. Die Reizblase, unter der in Deutschland ca. 7 Millionen Menschen – vor allem Frauen – leiden, hat ihre Ursache in einer Übererregbarkeit der Blasenmuskulatur. Sie zieht sich schon bei geringen Urinmengen in der Blase zusammen und löst ständigen Harndrang mit z. T. unkontrolliertem Urin-Abgang aus. Als Ursachen werden nervliche und hormonelle Einflüsse sowie chronische Harnwegsinfektionen angesehen. Eine Gebärmuttersenkung – ausgelöst durch eine Beckenbodenschwäche – kann ebenfalls zur Harninkontinenz führen. Meist kommen mehrere Faktoren zusammen.

Die Beschwerden

Typisch ist ein ständiger Harndrang, verbunden mit der Schwierigkeit den Harn zurückzuhalten. Es kommt zur häufigen Entleerung kleiner Harnmengen, wobei nach der Entleerung kein Gefühl der Erleichterung auftritt. Weiterhin sind Brennen und Schmerzen beim oder nach dem Wasserlassen typisch.

Was hilft?

Da die Reizblase verschiedene Ursachen haben kann, werden auch unterschiedliche Mittel zu ihrer Behandlung eingesetzt. Häufig müssen verschiedene Mittel ausprobiert oder miteinander kombiniert werden, um Erfolg zu haben.

1. Pflanzliches Kombinations-Präparat

Bestand vor der Reizblase irgendwann eine Harnwegsinfektion oder ist die Reizblase schon chronisch, sollte Cystinol N Lösung (Extrakte aus Bärentraubenblättern und echter Goldrute) angewendet werden. Die zwei Heilpflanzen vereinen antibakterielle, harntreibende, krampflösende und entzündungswidrige Eigenschaften.

Gegenanzeigen: Schwangerschaft, Stillzeit. Für Kinder unter 12 Jahren ist das Präparat nicht geeignet.

Dosierung: 3-mal täglich 2 Messkappen Cystinol N Lösung.

Anwendungsdauer: Ohne ärztlichen Rat nicht länger als 1 Woche einnehmen und das höchstens 5-mal im Jahr!

Behandlungskosten pro Tag: 2,32 Euro (Packung mit 200 ml).

Hinweis: Während der Einnahme harnansäuernde Lebensmittel meiden: Schweine- und Rindfleisch, Schokolade, Kakao, Kaffee, Alkohol.

2. Pflanzliches Mono-Präparat

Die echte Goldrute (Cystinol long Kapseln) besitzt einen harntreibenden, krampflösenden und entzündungswidrigen Effekt und ist für eine längere Anwendung bei Reizblase geeignet.

Gegenanzeigen: Schwangerschaft, Stillzeit. Für Kinder unter 12 Jahren ist das Präparat nicht geeignet.

Dosierung: 3- bis 4- mal täglich 1 Kapsel Cystinol long

Behandlungskosten pro Tag: ca. 1,28 Euro (Packung mit 60 Kapseln).

3. Homöopathisches Mittel

Sehr bekannt sind in der Homöopathie Petroselinum D6 Globuli DHU (Petersilie). Vor allem wenn die Reizblase mit starkem Harndrang verbunden ist, ohne dass große Urinmengen abgehen.

Dosierung: 3-mal täglich 5 Globuli Petroselinum D6 DHU im Mund zergehen lassen. Behandlung über 3 Wochen durchführen, dann eine Pause einlegen. Haben sich die Beschwerden nicht gebessert, sollten weitere 3 Wochen Einnahme folgen.

Behandlungskosten pro Tag: 0,09 Euro.

4. Homöopathisches Mittel

In der Homöopathie bei Reizblase haben sich auch Causticum Hahnemanni D6 Globuli DHU (Ätzstoff Hahnemanns) bewährt. Dieses Mittel sollte dann eingenommen werden, wenn es beim Husten, Lachen, Niesen u. a. zu einem stoßweisen Urinabgang kommt.

Dosierung: 3-mal täglich 5 Globuli Causticum Hahnemanni D6 DHU im Mund zergehen lassen. Behandlung über 2 bis 3 Wochen durchführen!

Behandlungskosten pro Tag: 0,09 Euro.

Mein persönlicher Rat:

1. Meiden Sie bei Reizblase die „Bauch-frei-Mode“ und tragen Sie einen Leibwärmer, der die Harnorgane mit gleichmäßiger Wärme versorgt.
2. Reduzieren Sie den Genuss von stark gewürzten Speisen, Alkohol, Koffein und Nikotin, alles Stoffe, die die Blase reizen.
3. Bauen Sie Stress und Hektik ab
4. Sie können auch – wie gute Erfahrungen zeigen – Petroselinum und Causticum Hahnemanni miteinander kombinieren.

Reizmagen (funktionelle Oberbauchbeschwerden)

Was geschieht im Körper?

Die Symptome des Reizmagens beruhen auf einer Störung der normalen Verdauungsbewegungen des Magens (Magenmotilität). Eine Verlangsamung des Transports des Speisebreis im Magen-Darm-Trakt ist die Folge und die aufgenommene Nahrung liegt einem wie ein Stein im Magen. Gleichzeitig tritt ein übersteigertes Schmerzempfinden im Verdauungstrakt auf. Da der Arzt meist keine organische Erkrankung für diese Symptomatik diagnostizieren kann, spricht er von „funktionellen Beschwerden.“ Für den Reizmagen ist eine Vielzahl auslösender Faktoren bekannt: Hektik, Stress, unregelmäßige Mahlzeiten, ungesunde Ernährung (zu viel, zu fett), seelisch belastende Probleme und Lebenskrisen. Oft sind mehrere Faktoren gleichzeitig vorhanden.

Die Beschwerden

Schmerzen im Oberbauch und Druckgefühl, schnelle Sättigung beim Essen, Völlegefühl nach dem Essen, Blähbauch, Aufstoßen, Sodbrennen, Übelkeit, Erbrechen und Appetitlosigkeit

Früher vermutete man als Ursache für den Reizmagen eine gesteigerte Produktion von Magensalzsäure (Hyperazidität). Das hat sich nicht bestätigt!

Was hilft?

1. Pflanzliches Kombinations-Präparat

Eine Kombination von Pfefferminzöl und Kümmelöl regt die Magenmotilität an, lindert Schmerzen, Übelkeit und Erbrechen und beseitigt Blähungen und Völlegefühl. Diese Kombination ist als Enteroplant Kapseln im Handel und die Wirksamkeit des Präparates wurde in einer klinischen Studie belegt.

Gegenanzeigen: Überempfindlichkeit gegen Doldengewächse, Leberfunktionsstörungen, Verschluss der Gallenwege, Gallenblasenentzündung. Für Kinder unter 12 Jahren ist das Präparat nicht geeignet.

Dosierung: 3-mal täglich 1 Kapsel Enteroplant mit etwas Flüssigkeit vor den Mahlzeiten einnehmen.

Behandlungskosten pro Tag: 0,85 Euro (Packung mit 50 Kapseln).

2. Pflanzliches Mono-Präparat

Die Melisse wirkt beruhigend auf das zentrale Nervensystem. Damit können Stress, Emotionen, Ärger usw. den Magen nicht mehr so belasten. Das führt zur Abnahme der Reizmagen-Symptomatik. Wichtig ist, dass die Melisse als hochkonzentrierter Pflanzenauszug (Gastrovegetalin Kapseln) eingenommen wird. Das Präparat sollte regelmäßig über einige Wochen zur Anwendung kommen.

Dosierung: 3-mal täglich 1 Kapsel Gastrovegetalin.

Behandlungskosten pro Tag: 0,44 Euro (Packung mit 100 Kapseln).

3. Pflanzliches Kombinations-Präparat

Eine Kombination der Bitteren Schleifenblume mit anderen Heilpflanzen, die krampflösend, blähungstreibend, beruhigend und schleimhautschützend wirken, ist als Iberogast Tinktur im Handel. Die Bittere Schleifenblume aktiviert die Verdauungsbewegungen des Magens und beseitigt so die Ursache der Magenbeschwerden. Als Folge nehmen die Reizmagen-Beschwerden deutlich ab. Ein Effekt, der mit Iberogast Tinktur in mehreren klinischen Studien nachgewiesen wurde.

Dosierung: 3-mal täglich 20 Tropfen Iberogast vor oder zu den Mahlzeiten einnehmen.

Behandlungskosten pro Tag: 0,88 Euro (Packung mit 50 ml).

4. Homöopathisches Mittel

Sie sind ein aktiver Mensch und stehen ständig unter Hektik und Stress. Ihre Tätigkeit ist vorwiegend sitzend und sie sind beruflich überlastet (Manager-Typ). Um das auszugleichen, neigen Sie zum Missbrauch von Nikotin und Kaffee, lieben gutes und reichliches Essen und auch Alkohol. Deshalb leiden Sie nach dem Essen an krampfartigen Magenschmerzen, Aufstoßen und einem Gefühl, als läge Ihnen ein Stein im Magen. Weiterhin sind typisch eine krampfartige Verstopfung mit vergeblichem Stuhldrang und katerartige Kopfschmerzen. Gerüche, Ärger, Geräusche und geistige Anstrengung führen zu einer Verschlechterung. Abends, in Ruhe oder durch Wärme kommt es zu einer Besserung. Sind diese Symptome für Sie typisch, dann sind Nux vomica D12 Globuli DHU (Brechnuss) das geeignete Mittel.

Dosierung: Alle 2 bis 6 Stunden 5 Globuli Nux vomica D12 DHU im Mund zergehen lassen.

Behandlungskosten pro Tag: ca. 0,12 Euro.

Rheumatische Beschwerden (Rheuma)

Was geschieht im Körper?

Ein entzündlicher Prozess, dessen Ursachen noch unbekannt sind, führt zur Zerstörung der betroffenen Gelenke (chronische Polyarthritis).

Durch Überanspruchung bestimmter Gelenke (Knie, Hüfte usw.) kommt es zum Verschleiß des wichtigen Gelenkknorpels, was auch mit Gelenk-Entzündungen und -zerstörung verbunden ist (Arthrose).

Die Beschwerden

Es treten die Symptome einer Entzündung (Erwärmung, Schwellung, Rötung, Schmerzen und Funktionsbeeinträchtigung) im kranken Gelenk auf.

Später kommt es zur Versteifung der Gelenke bis hin zur Bewegungsunfähigkeit.

Rheuma ist bis jetzt noch nicht heilbar! Eine Therapie kann die Beschwerden lindern, länger die Gelenkbeweglichkeit erhalten und die Zerstörung der Gelenke verlangsamen.

Was hilft?

1. Pflanzliches Mono-Präparat

Ein Auszug (Extrakt) aus den Wurzeln der südafrikanischen Teufelskralle (Flexi-loges Filmtabletten) besitzt schmerzlindernde und entzündungswidrige Eigenschaften. Flexi-loges muss über einen längeren Zeitraum regelmäßig eingenommen werden, was bei der guten Verträglichkeit problemlos möglich ist. Das Präparat hat sich besonders bei Arthrosen bewährt.

> **! Achtung** Die Wirkung von Flexi-loges tritt erst ca. 2 Wochen nach Einnahmebeginn ein.

Gegenanzeigen: Magen- und Zwölffingerdarmgeschwüre, Schwangerschaft und Stillzeit. Für Kinder unter 12 Jahren ist das Präparat nicht geeignet. Bei Gallensteinen vorher mit dem Arzt sprechen!

Dosierung: Morgens und abends 1 Filmtablette Flexi-loges zu den Mahlzeiten mit Flüssigkeit einnehmen.

Behandlungskosten pro Tag: 0,61 Euro (Packung mit 100 Filmtabletten).

Meinung des Autors: Flexi-loges ist empfehlenswert, da es im Gegensatz zu vielen anderen Teufelskralle-Präparaten hochdosiert ist und seine Wirksamkeit in großen klinischen Studien an Arthrose-Patienten nachgewiesen ist.

Durch die Einnahme von Flexi-loges ist es bei leichten bis mittelschweren Erkrankungen möglich, die mit vielen Nebenwirkungen belasteten synthetischen Rheumamittel zu reduzieren oder ganz abzusetzen!

2. Pflanzliches Kombinations-Präparat

Extrakte aus der Rinde von Esche und Zitterpappel sowie Goldrute (Phytodolor Tinktur) lindern rheumatische Beschwerden und führen zur Abnahme von Schmerzen und Entzündung. Bei stärkeren Beschwerden kann die Dosis von Phytodolor erhöht werden.

Gegenanzeigen: Überempfindlichkeit gegen Salizylate.

Dosierung: 3- bis 4-mal täglich 20 bis 30 Tropfen Phytodolor-Tinktur (Alkohol-Gehalt 46 %).

Behandlungskosten pro Tag: ca. 0,63 Euro (Packung mit 100 ml).

Die Wirksamkeit von Phytodolor wurde in 30 klinischen Studien mit Rheuma-Patienten nachgewiesen.

3. Homöopathisches Komplex-Mittel

Die Inhaltsstoffe von Steirocall N, wie z. B. Silicea (Kieselsäure), Calcium carbonicum Hahnemanni (Austernschalenkalk), Equisetum arvense (Ackerschachtelhalm) u. a., ergänzen sich gegenseitig in ihrem therapeutischen Effekt und besitzen eine günstige Wirkung auf unspezifische entzündliche und degenerative Gelenkveränderungen, vor allem Arthrosen. Auch bei Erkrankungen der Bandscheiben hat sich Steirocall N bewährt.

Gegenanzeigen: Keine bekannt! Aufgrund des Alkoholgehaltes (38,5 %) sollten Alkohol- und Leberkranke, Epileptiker, Hirngeschädigte und Schwangere vor einer Anwendung mit dem Arzt sprechen!

Dosierung: 3-mal täglich 30 bis 50 Tropfen Steirocall N mit Flüssigkeit verdünnt (z. B. 1/2 Glas Wasser) vor den Mahlzeiten einnehmen.

Voraussetzung für den Therapieerfolg ist eine längere, regelmäßige Einnahme. So sollte Steirocall N bei rheumatischen Beschwerden mindestens 2 bis 3 Monate angewendet werden. Bei massiven Beschwerden hat sich eine Dauertherapie bewährt. Bei leichteren Symptomen ist eine kurmäßige Anwendung, wie z. B. 2-mal jährlich 2 bis 3 Monate zu empfehlen.

Behandlungskosten pro Tag: ca. 0,79 Euro (Packung mit 100 ml).

Meinung des Autors: Steirocall N ist ein seit Jahren bewährtes, gut verträgliches Mittel. Der Autor hat in der Beratungstätigkeit in der Apotheke mit Steirocall N gute Erfahrungen gemacht.

Ernährungshinweis: Es ist längst bewiesen, dass eine Umstellung der Ernährung (weniger tierische Fette und Schweinefleisch, dafür mehr Fisch, Huhn, Obst und Gemüse) zu einer deutlichen Abnahme rheumatischer Bewerden führt. Denn

Schweinefleisch und tierische Fette fördern im Körper die Bildung von entzündungsfördernden Botenstoffen (Prostaglandine).

Wer aber seine Ernährung nicht umstellen will, sollte zusätzlich regelmäßig ein Präparat mit Lachsöl einnehmen. Die hier enthaltenen Omega-3-Fettsäuren unterdrücken im Körper die Bildung der entzündungsfördernden Prostaglandine. Die Folge ist eine Abnahme der rheumatischen Beschwerden wie Schwellung, Entzündung und Schmerzen sowie eine Verbesserung der Gelenkbeweglichkeit.

Im Handel ist das preiswerte Präparat Doppelherz Lachsöl 800 mg Kapseln.

Dosierung: 2-mal täglich 1 Kapsel Doppelherz Lachsöl mit Flüssigkeit einnehmen.

Voraussetzung für die Abnahme rheumatischer Beschwerden ist eine längere Einnahme. Dabei tritt die gewünschte Wirkung erst einige Wochen nach Einnahmebeginn ein.

Behandlungskosten pro Tag: 0,18 Euro (Packung mit 240 Kapseln).

Mein persönlicher Rat:

1. Im Vergleich zu synthetischen Rheumamitteln (Diclofenac, Indometacin u. a.), die belastende Nebenwirkungen (Gastritis, Magen- und Zwölffingerdarmgeschwüre usw.) aufweisen, sind die Mittel der Naturmedizin gut verträglich und können auch über einen längeren Zeitraum problemlos eingenommen werden.
2. Da bei einer Arthrose die Gelenke sehr empfindlich auf geringste Temperaturveränderungen reagieren, ist es sinnvoll, einen Gelenkwärmer (z. B. für die Hüfte oder das kranke Knie) zu tragen.
3. Bei Arthrose sollten Sie sich beim Heilpraktiker nach einer Baunscheidt-Behandlung erkundigen. Mit diesem Naturheilverfahren werden gute Behandlungsergebnisse erzielt.

Rückenbeschwerden

Was geschieht im Körper?

Rückenbeschwerden sind heute eine Volkskrankheit, für die es im Wesentlichen folgende Gründe gibt:

1. Rückenbeschwerden sind die Folge einer degenerativen, d. h. abnutzungsbedingten Veränderung der Wirbelsäule.
2. Rückenbeschwerden treten auf bei zu schwach entwickelten, untrainierten Rückenmuskeln.
3. Vor allem treten Rückenbeschwerden als Ergebnis von Muskelverspannungen im Rückenbereich auf. „Der Rücken ist der Spiegel der Seele!" Das bedeutet, dass seelisches Wohlbefinden die Voraussetzungen für einen intakten, schmerzfreien Rücken darstellt. Dagegen können Stress, Angst, Ärger, Überlastung, Probleme in Beruf und Familie Muskelverspannungen im Rücken und damit Rückenschmerzen verursachen.

Die Beschwerden
Schmerzen und Verspannungsgefühl im Rückenbereich.

Was hilft bei degenerativen Veränderungen im Rückenbereich?

Voraussetzung für die Selbstmedikation ist, dass nur leichte Abnutzungserscheinungen der Wirbelsäule vorliegen, die Beschwerden mäßig und nur gelegentlich auftreten. Deshalb sollte zur Abklärung der Arzt konsultiert werden!

1. Synthetisches Mono-Präparat
Wenn es um die Linderung akuter Beschwerden geht, ist der Arzneistoff Ibuprofen (Ibutop Rückenschmerztabletten) zu empfehlen. Ibuprofen besitzt schmerzlindernde und entzündungswidrige Eigenschaften und ist relativ gut verträglich.

Gegenanzeigen: Magen- und Darmgeschwüre, Blutbildungsstörungen, Schwangerschaft und Stillzeit

Dosierung: 1- bis 3-mal täglich 1 Ibutop Rückenschmerztablette während oder nach den Mahlzeiten mit viel Flüssigkeit einnehmen. Anwendung in der Selbstmedikation nicht länger als 4 Tage!

Behandlungskosten pro Tag: ca. 0,70 Euro (Packung mit 20 Tabletten).

2. Naturmedizin

Hier sind pflanzliche Arzneimittel aus Teufelskralle (Flexiloges), Esche, Pappelrinde und Goldrute (Phytodolor Tinktur) und das homöopathische Mittel Steirocall N zu nennen. Einzelheiten über Anwendung und Dosierung entnehmen Sie bitte dem Kapitel „Rheumatische Beschwerden."

Was hilft bei Muskelverspannungen im Rückenbereich?

Um Muskelverspannungen und damit Rückenbeschwerden vorzubeugen, sollte man einseitig belastende Arbeiten, wie z. B. langes Sitzen am Computer, durch gymnastische Übungen unterbrechen.

1. Mineralstoff-Präparat

Magnesium besitzt muskelentspannende Eigenschaften und kann so Verkrampfungen der Rückenmuskulatur lösen. Oft ist auch ein Magnesiummangel im Körper an der Entstehung der Rückenschmerzen beteiligt. Denn wenn Muskeln arbeiten, wird Magnesium verbraucht. Wichtig ist, dass Magnesium hochdosiert (Magnesium Verla 300 Beutel Granulat) über 2 bis 3 Wochen bis zur Besserung eingenommen wird.

Dosierung: 1-mal täglich 1 Beutel Magnesium Verla 300 in einem Glas Wasser auflösen und trinken.

Behandlungskosten pro Tag: 0,38 Euro (Packung mit 20 Beutel).

Schlafstörungen (Insomnien)

Was geschieht im Körper?

Schlaf ist ein zyklisch auftretender Erholungsvorgang des Organismus, wobei das Gehirn aktiv ist. Unter einer Schlafstörung versteht man einen mangelhaften bzw. ungenügend erholsamen Schlaf. Man unterscheidet Einschlaf- und Durchschlafstörungen.

Von einer Einschlafstörung spricht der Arzt, wenn die Einschlafzeit mehr als 30 Minuten beträgt.

Eine Durchschlafstörung liegt vor, wenn es nach einer Schlafenszeit von unter 6 Stunden zu einem vorzeitigen Aufwachen kommt und dieses Phänomen mehr als 3-mal in der Woche auftritt.

Schlafstörungen gelten heute als Volkskrankheit: Fast jeder dritte Deutsche klagt darüber, wobei auch immer häufiger Kinder und Jugendliche betroffen sind.

Die Beschwerden

Nachts wach liegen, tagsüber Beschwerden wie Tagesmüdigkeit, Unausgeglichenheit, mangelnde Konzentrations- und Reaktionsfähigkeit.

Schlafstörungen können mehrere Ursachen haben:

- organische Krankheiten (Schädigungen des Gehirns, Herz-Kreislauf-Erkrankungen, Krankheiten der Atemorgane wie Asthma, Magen-Darm-Leiden wie Geschwüre, Schmerzzustände),
- exogene Ursachen wie Lärm, zu hohe Temperaturen u. a.,
- psychosoziale Ursachen, die den Schlaf rauben wie Sorgen, Angst, Trauer, Depressionen, Armut, Einsamkeit, Krankheit, sozialer Abstieg, Familienprobleme u. a. Sie treten häufig als so genannte „Abschaltstörungen" auf und führen meist zu Einschlafstörungen.

Was hilft?

Meist liegen psychosoziale Ursachen für die Schlafstörungen vor. Hier ist es wichtig, neben der Arzneimitteltherapie die Ursache für die Schlafstörung, wie z.B. Stress im Beruf, zu finden und zu beseitigen.

Von einem Schlafmittel wird erwartet, dass es bei guter Wirksamkeit die zyklisch ablaufenden Schlafphasen nicht stört, möglichst frei von Nebenwirkungen ist und nicht zu Toleranz und Abhängigkeit führt. Leider gibt es bis heute noch kein Schlafmittel, das alle diese Forderungen erfüllt.

1. Synthetisches Mono-Präparat

Diphenhydramin (Dormutil N Tabletten) besitzt schlafför-dernde Eigenschaften.

Gegenanzeigen: Schwangerschaft, Stillzeit.

> **! Achtung** Dieses synthetische Schlafmittel führt zum „Hangover", d.h. zu Müdigkeit und verminderter Reaktions- und Konzentrationsfähigkeit am nächsten Morgen. Wichtig! Synthetische Schlafmittel nicht länger als 2 Wochen anwenden!

Dosierung: 30 Minuten vor dem Schlafengehen 1 Tablette Dormutil N einnehmen.

Behandlungskosten pro Tag: 0,24 Euro.

2. Mittel der Naturmedizin

Pflanzliche und homöopathische Mittel haben sich besonders bei Einschlafstörungen bewährt. Ihre Vorteile: Sie lösen keinen Hangover aus, besitzen kaum Nebenwirkungen und führen nicht zur Abhängigkeit. Deshalb können sie auch über einen längeren Zeitraum eingenommen werden.

2.1. Pflanzliches Mono-Präparat

Ein Auszug (Tinktur) aus der Baldrianwurzel zeigt innerlich ausgleichende, beruhigende und schlaffördernde Eigenschaften und hat sich besonders bei Einschlafstörungen bewährt. Aber auch bei Nervosität und innerer Unruhe ist der Baldrian – eine alte Heilpflanze der Volksmedizin – zu empfehlen. Die Baldriantinktur ist der Inhaltsstoff von Andechser Klosterarznei Baldriantinktur.

Gegenanzeigen: Keine bekannt! Alkohol- und Leberkranke, Epileptiker, Hirngeschädigte und Schwangere sollten aufgrund des Alkoholgehaltes (66 %) vor der Einnahme mit dem Arzt sprechen!

Dosierung:
- bei Einschlafstörungen eine halbe Stunde vor dem Schlafengehen 1 Teelöffel Andechser Klosterarznei Baldriantinktur verdünnt mit einem halben Glas Wasser einnehmen.
- bei innerer Unruhe und Nervosität 2- bis 3-mal täglich 1/2 Teelöffel Andechser Klosterarznei Baldriantinktur mit Wasser verdünnt einnehmen.

Behandlungskosten pro Tag:

- bei Einschlafstörungen 0,68 Euro,
- bei innerer Unruhe und Nervosität ca. 0,85 Euro.

Meinung des Autors: Die Baldriantinktur gilt auch heute noch als gut verträgliches Schlaf- und Beruhigungsmittel, sowohl für Erwachsene als auch für Kinder.

2.2. Homöopathisches Komplexmittel

Bei Schlafstörungen in der Homöopathie bewährte Wirkstoffe wie Passionsblume, Hafer, Kaffeebohne und Zinkisovalerianat sind Bestandteile von Neurexan Tabletten.

Gegenanzeigen: Für Kinder unter 12 Jahren ist das Präparat nicht geeignet.

Dosierung: Bei akuten Schlafstörungen jede halbe bis eine Stunde 1 Tablette Neurexan im Mund zergehen lassen (maximal 12 Tabletten pro Tag), sonst 3-mal täglich 1 Tablette Neurexan.

Behandlungskosten pro Tag: Bei akuten Beschwerden maximal 1,74 Euro, sonst 0,43 Euro (Packung mit 100 Tabletten).

Schnupfen (Rhinitis)

Was geschieht im Körper?

Schnupfen ist das Ergebnis des Angriffs von Viren – meist Rhinoviren – an der Nasenschleimhaut.

Die Beschwerden
Neben Beschwerden wie Jucken und Brennen in der Nase, Niesreiz und Trockenheitsgefühl kommt es 2 bis 3 Tage nach der Infektion zu einem Anschwellen (Entzündung) der Nasenschleimhaut. Die Nase ist zu und das behindert die Atmung. Nach einigen Tagen beginnt die Nase zu laufen und sondert ein wässrig-klares Sekret ab.

Was hilft?

1. Synthetisches Mono-Präparat
Wenn die Nase zugeschwollen ist und Atembeschwerden auftreten, hilft zuverlässig der Arzneistoff Xylometazolin als Nasenspray oder -tropfen. Xylometazolin wirkt schleimhautabschwellend, d.h. in Minutenschnelle wird die Nase frei und die normale Nasenatmung wieder möglich. Xylometazolin ist als Nasenspray E ratiopharm konservierungsmittelfrei im Handel.

> **! Achtung** Xylometazolinhaltige Nasensprays oder -tropfen dürfen nicht länger als 5 bis 7 Tage angewendet werden, da sonst Reizerscheinungen an der Nasenschleimhaut auftreten, die zur Funktionsbeeinträchtigung und später zu ihrer Zerstörung führen!

Gegenanzeigen: Schwangerschaft und Stillzeit

Dosierung: 3-mal täglich 1 Sprühstoß NasensprayE ratiopharm in jedes Nasenloch.

Behandlungskosten pro Tag: 0,16 Euro (Packung mit 10 ml).

Tipp: Achten Sie beim Kauf von Nasensprays und -tropfen darauf, dass sie keine Konservierungsmittel enthalten! Denn Konservierungsmittel können die Nasenschleimhaut schädigen.

2. Pflanzliches Kombinations-Präparat

Beliebt bei Schnupfen sind auch ätherische Öle in Form von Nasensalben oder -tropfen. In Nasulind, einer pflanzlichen Nasensalbe, sind Pfefferminzöl und Thymianöl enthalten. Das im Pfefferminzöl enthaltene Menthol wirkt an Kälterezeptoren in der Nasenschleimhaut und erzeugt in der Nase ein Gefühl der Frische und Kühle verbunden mit dem angenehmen Pfefferminzgeruch. Es kommt zu einer deutlichen Verbesserung der Atmung in der verstopften Nase. Beide ätherischen Öle wirken außerdem antibakteriell, was zum Abklingen der entzündeten und geschwollenen Nasenschleimhaut beiträgt. Außerdem bewirkt Nasulind ein Abheilen von Verletzungen der Nasenschleimhaut (Borken, Krusten, Blutungen).

Gegenanzeigen: Überempfindlichkeit gegen Wollwachsalkohole. Für Säuglinge und Kleinkinder ist das Präparat nicht geeignet.

Dosierung: 3- bis 4-mal täglich eine erbsengroße Menge Nasulind in jedes Nasenloch einführen und durch leichtes Massieren von außen gut verteilen.

Behandlungskosten pro Tag: ca. 0,50 Euro.

Meinung des Autors: Schnupfen ist zwar unangenehm, aber doch eine harmlose Erkrankung, die in einigen Tagen von allein abklingt. Die bewährtesten Mittel sind ein Nasenspray oder eine -salbe und ein Taschentuch. Weitere Behandlungsmöglichkeit werden hier deshalb nicht aufgeführt. Entweder weil sie nicht notwendig sind oder nichts bringen.

Sodbrennen, siehe Magenschleimhautentzündung

Sonnenbrand

Was geschieht im Körper?

Der Sonnenbrand ist eine Verbrennung der Haut, ausgelöst durch das UV-Licht (UVB) der Sonne.

Die Beschwerden
Etwa 4 bis 6 Stunden nach der Überdosis Sonne entzündet sich die Haut und reagiert mit Hautrötung, Bläschenbildung, Schmerzen, Brennen, Hitzegefühl und Juckreiz.

Was hilft?

1. Vitamin-Präparat
Bei erträglichen Beschwerden ist zur Linderung und zum Abheilen das Provitamin Dexpanthenol geeignet. Dexpanthenol wird auf bzw. in der Haut in das Vitamin Pantothensäure umgewandelt. Bei Sonnenbrand wirkt es reizmildernd, entzündungshemmend sowie kühlend und führt zur schnellen Abnahme der Beschwerden. Außerdem fördert dieses Vitamin durch Bildung neuer Hautzellen den Heilungsprozess der geschädigten Haut. Da sonnenverbrannte Haut sehr berührungsempfindlich ist, ist Dexpanthenol als Panthenol Spray gegenüber Salben oder Cremes die ideale Anwendungsart. Außerdem verstärkt das im Panthenol Spray enthaltene Was-

ser den Kühleffekt. Auch zur Hautpflege zwischen den Sonnenbädern bzw. danach hat sich Panthenol Spray bewährt. Er sollte deshalb in keiner Reiseapotheke fehlen.

Dosierung: Ein bis mehrmals täglich Panthenol Spray auf die Haut aufsprühen.

Behandlungskosten pro Tag: ca. 1 Euro.

2. Homöopathisches Mittel
Die Haut ist heiß, brennt und hat sich knallrot gefärbt. Hinzu kommen starke Berührungsempfindlichkeit und Schmerzen. Hier sind Belladonna D12 Globuli DHU (Tollkirsche) das geeignete Mittel.

Dosierung: Alle 4 bis 6 Stunden 5 Globuli Belladonna D12 DHU im Mund zergehen lassen.

Behandlungskosten pro Tag: ca. 0,12 Euro.

3. Homöopathisches Mittel
Wenn sich Bläschen auf der Haut bilden und die Haut stark brennt, sollten Cantharis D12 Globuli DHU (Spanische Fliege) eingenommen werden.

Dosierung: Alle 4 bis 6 Stunden 5 Globuli Cantharis D12 DHU im Mund zergehen lassen.

Behandlungskosten pro Tag: ca. 0,12 Euro.

Stress und seine Folgen

Was geschieht im Körper?

Wenn wir uns bedroht fühlen oder bestimmte Alarmsignale (Stressfaktoren) auf uns einwirken, dann reagiert unser Körper mit einer Stressreaktion. Dabei aktiviert der Körper in Bruchteilen von Sekunden alle Energiereserven für eine starke Muskelleistung. Zuerst werden die Stresshormone Adrenalin, Noradrenalin und Hydrokortison ausgeschüttet. Sie lösen Veränderungen aus, die unseren Körper in Hochform bringen: Die Blutgefäße verengen sich, die Herztätigkeit nimmt zu, die Muskeln werden besser durchblutet und ihr Reaktionsvermögen ist optimal. Die Konzentration von energiespendenden Stoffen wie Zucker und Fette im Blut steigt.

Bei den Stressfaktoren, die eine Stressreaktion bei uns auslösen, ist zu unterscheiden zwischen

- psychischen Stressfaktoren (Angst, Unsicherheit, Depression),
- körperlichen Stressfaktoren (Überarbeitung, Hitze, Kälte, Lärm, Infektionen, Verletzungen),
- sozialen Stressfaktoren (Armut, Einsamkeit, Arbeitslosigkeit, sozialer Abstieg, Krankheit).

Wichtig! Unabhängig davon, welcher Stressfaktor auf uns einwirkt, der Ablauf der Stressreaktion im Körper ist immer gleich. Objektiv gesehen ist Stress nichts Negatives. Im Gegenteil! Jeder von uns braucht einen gesunden Stress, um Höchstleistungen zu erreichen und Bewährungssituationen (Prüfungen, Bewerbungsgespräche, Wettkämpfe) erfolgreich zu bestehen. Schädlich und krankmachend wirkt Stress nur, wenn wir nach einer Stressreaktion unserem Körper nicht die benötigten Erholungsphasen gewähren und die bei Stress bereitgestellten Energiereserven (Zucker, Fette) nicht durch körperliche Aktivitäten verbraucht werden, sondern sich im Körper ablagern. Dies führt nach und nach zur Selbstzerstörung des Organismus und macht krank.

Die Beschwerden

Wenn sich Stressreaktionen häufen oder zur Dauerbelastung werden, kann eine Reihe von Beschwerden auftreten. Es beginnt mit Kopf-, Nacken- und Rückenschmerzen, alles Symptome einer verstärkten Muskelanspannung. Andere Anzeichen für Stress sind erhöhter Blutdruck und Puls, starkes

Herzklopfen, Schweißausbrüche und trockener Mund. Bleiben diese Warnsignale des Körpers unbeachtet, sind psychosomatische und seelische Störungen und Erkrankungen die Folge: Herzkrankheiten (Angina pectoris), Bluthochdruck, Magen- und Darmprobleme (Gastritis, Magen- und Zwölffingerdarmgeschwüre), Reizblase, Erschöpfung, Schlafprobleme, Angststörungen und Depressionen.

Was hilft?

1. Pflanzliches Mono-Präparat

In Deutschland kaum bekannt ist die Taigawurzel, eine wertvolle Heilpflanze, die in den Waldgebieten im Osten Russlands beheimatet ist. In Russland, den USA, Japan und Korea sind pflanzliche Arzneimittel aus der Taigawurzel sehr beliebt. In ihrer Wurzel enthält sie Wirkstoffe, die dem Körper helfen, mit Stress-Situationen besser fertig zu werden: Die Ausschüttung der Stresshormone wird vermindert und die Anpassungsfähigkeit des Organismus an außergewöhnliche Belastungen erhöht. Gleichzeitig verbessert sich die Widerstandsfähigkeit des Organismus gegen psychischen und körperlichen Stress. Außerdem steigert die Taigawurzel die Abwehrkräfte des Organismus gegen Infektionskrankheiten. Damit ist die Taigawurzel (Energotin aktiv Kapseln) die richtige Empfehlung bei stressbedingter Müdigkeit und Schwäche, zur Stärkung und Kräftigung nach Stressbelastungen und bei nachlassender Leistungs- und Konzentrationsfähigkeit. Wichtig ist eine längere, kurmäßige Einnahme von Energotin aktiv Kapseln, wobei aber 3 Monate nicht überschritten werden sollten. Nach 2 Monaten Pause kann man Energotin aktiv erneut einnehmen. Der therapeutische Effekt tritt erst ca. 1 Woche nach Einnahmebeginn ein.

Gegenanzeigen: Bluthochdruck, die ersten 3 Monate der Schwangerschaft. Für Kinder unter 12 Jahren ist das Präparat nicht geeignet.

Dosierung: Täglich 1 Kapsel Energotin aktiv.

Behandlungskosten pro Tag: 0,50 Euro (Packung mit 60 Kapseln).

2. Mineralstoff-Präparat

Magnesium – das Antistress-Mineral – reduziert die Ausschüttung der Stresshormone. Damit fällt die Stressreaktion nicht so heftig aus und der Körper wird weniger belastet. Hinzu kommt ein die gesamte Muskulatur entspannender Effekt. Als Magnesium-Präparat, das gut in den Körper aufgenommen wird, sind Magnesium Verla Brausetabletten im Handel.

Gegenanzeigen: Nierenerkrankungen.

Dosierung: 3-mal täglich 1 Brausetablette Magnesium Verla.

Behandlungskosten pro Tag: 0,57 Euro (Packung mit 50 Brausetabletten).

3. Pflanzliches Kombinations-Präparat

Eine interessante Kombination stellt das pflanzliche Präparat Tornix dar. Es enthält Weißdorn, Passionsblume, Baldrian und Rutosid. Weißdorn wirkt regulierend und stärkend auf Herz und Kreislauf, Baldrian und Passionsblume besitzen beruhigende, gegen Stress abschirmende und innerlich entspannende Eigenschaften.

Rutosid, ein pflanzlicher Wirkstoff, stabilisiert die Wände der Blutgefäße und unterstützt so den Herz-Kreislauf-Effekt. Damit ist Tornix zu empfehlen bei Stress bedingten nervösen Herz-Kreislauf-Beschwerden und den Folgen starker nervlicher Belastung wie Schlafstörungen, Unruhe und Erschöpfung.

Gegenanzeigen: Wegen nicht ausreichender Untersuchungen sollte Tornix nicht in Schwangerschaft, Stillzeit und bei Kindern unter 12 Jahren angewendet werden.

Dosierung: 3-mal täglich 1 bis 3 Tabletten Tornix unzerkaut mit Flüssigkeit (1/2 Glas Wasser) nach den Mahlzeiten einnehmen. Tornix sollte über einen längeren Zeitraum regelmäßig eingenommen werden, was aufgrund der guten Verträglichkeit problemlos möglich ist. Behandlungskosten pro Tag: ca. 1,30 Euro (Packung mit 50 Tabletten).

Venenbeschwerden (Krampfadern)

Was geschieht im Körper?

Das in den Wänden der Venen eingelagerte Bindegewebe gibt diesen Blutgefäßen Festigkeit und Halt. Leider liegt bei vielen Menschen eine angeborene Bindegewebsschwäche vor, d. h. irgendwann können die zu schwachen Venenwände dem Druck des strömenden Blutes nicht mehr standhalten: Sie erweitern sich schlauchförmig, bilden Schlängelungen und Knoten und werden als Krampfadern sichtbar. Aus den Venenwänden freigesetzte Enzyme greifen jetzt die Venenwände an und machen sie durchlässig. Als Folge tritt Flüssigkeit aus dem Blut ins Gewebe und es bilden sich Flüssigkeitsansammlungen im Gewebe (Ödeme).

Außerdem fördern Übergewicht, Rauchen, die „Pille“, Wärme, ungesundes Schuhwerk und hormonelle Veränderungen während der Schwangerschaft das Entstehen von Krampfadern.

Die Beschwerden

Schwellungen der Beine (Ödeme), Schmerzen, Juckreiz und ein Gefühl des „Ameisenlaufens“ auf der Haut, besonders nachts.

> **! Achtung** Krampfadern sind nicht nur ein kosmetisches Problem. Wenn Krampfadern auftreten, sind meist auch schon die im Inneren der Beine verlaufenden großen Venen geschädigt. Unbehandelt führen Krampfadern zu Thrombosen, Lungenembolie, Venenentzündung und „offenen Beinen“ (Ulcus cruris).

Was hilft?

Grundsätzlich gilt: Aus einer Krampfader lässt sich keine gesunde Vene mehr machen. Durch eine Venentherapie lässt sich nur ein Fortschreiten der Erkrankung aufhalten und eine Linderung der Beschwerden erreichen. Deshalb sollte mit einer Therapie so früh wie möglich begonnen werden!

1. Pflanzliches Mono-Präparat

Die Inhaltsstoffe der Rosskastanie (Venentabs retard-ratiopharm Retardtabletten), vor allem das Aescin, dichten die durchlässigen Venenwände ab und verhindern den Übertritt von Flüssigkeit aus dem Blut ins Gewebe. Damit werden bestehende Ödeme abgebaut bzw. einer Ödembildung vorgebeugt. Der Abfluss des gestauten Blutes wird verbessert. Das führt zu einer deutlichen Abnahme aller Beschwerden. Venentabs retard-ratiopharm Retardtabletten sind gut verträglich und sollten über einen längeren Zeitraum regelmäßig eingenommen werden.

Gegenanzeigen: Schwangerschaft und Stillzeit.

Dosierung: Früh und abends 1 Retardtablette Venentabs retard-ratiopharm.

Die Wirkung setzt ca. 4 bis 5 Tage nach Einnahmebeginn ein.

Behandlungskosten pro Tag: 0,65 Euro (Packung mit 100 Retardtabletten).

Meinung des Autors: Zur Behandlung von Venenbeschwerden werden außer Rosskastanie noch pflanzliche Arzneimittel aus Buchweizen, Mäusedorn und Weinlaub eingesetzt. Da die Wirksamkeit von Rosskastanie aber in klinischen Studien bei Venen-Patienten am besten belegt ist, wird hier nur diese Heilpflanze vorgestellt.

2. Venen-Einreibungen
Es gibt eine Vielzahl von nicht gerade preiswerten Veneneinreibungen, die beim Verbraucher beliebt sind. Ihr Nutzen ist aber umstritten, denn die enthaltenen Wirkstoffe werden nur schlecht von der Haut aufgenommen. Wahrscheinlich hilft nur das enthaltene Wasser, das beim Einreiben einen angenehmen Kühleffekt auf der Haut auslöst. Sollten Sie eine wirksame Venen-Einreibung wünschen, dann ist ein Heparin-Präparat (Heparin 180 000 von ct Gel) zu empfehlen. Heparin, ein Naturstoff, hemmt die Bildung von Blutgerinnseln (antithrombotisch), wirkt entzündungswidrig und ödemabbauend.

Gegenanzeigen: Offene Wunden und Hautverletzungen.

Dosierung: 2- bis 3-mal täglich Heparin 180 000 von ct Gel auf die Beine auftragen und leicht einstreichen.

Behandlungskosten pro Tag: ca. 1,20 Euro (Packung mit 150 g).

Verbrennungen und Verbrühungen

Was geschieht im Körper?

Leichte Verbrennungen und Verbrühungen gehören zu den häufigsten Unfällen am Arbeitsplatz und in der Familie. Dabei kommt es zur oberflächlichen oder tiefen Schädigung des Hautgewebes.

Die Beschwerden
In der Medizin werden Verletzungen durch Verbrennungen in drei Schweregrade eingeteilt:

- Grad 1: Die Haut ist gerötet, brennt und schmerzt. Manchmal schwillt sie auch an. Betroffen ist nur die oberste Hautschicht (Epidermis).
- Grad 2: Auf der Haut bilden sich Blasen. Die tiefer liegende Hautschicht ist geschädigt. Sie erholt sich aber meist wieder.

- Grad 3: Je nach Ausdehnungsgrad können schwerwiegende bis lebensbedrohende Hautverletzungen auftreten. Meist sind alle Hautschichten zerstört. Die betroffene Hautpartie sieht weiß oder verkohlt aus.

Was hilft?

Verbrennungen 2. und 3. Grades müssen immer vom Arzt behandelt werden! Verbrennungen 1. Grades und leichte Verbrennungen 2. Grades – die geschädigte Hautfläche darf nicht größer als eine Hand sein – kann man selbst behandeln. Kühlen Sie zuerst die verbrannte Haut 15 Minuten unter fließendem, kaltem Wasser. Das lindert Schmerzen und kann die Blasenbildung verhindern. Anschließend wenden Sie eines der folgenden Mittel an.

1. Synthetisch-natürliches Kombinationspräparat
Brand- und Wund-Gel Eu Rho besteht aus synthetischen und natürlichen Inhaltsstoffen, die schmerzlindernd, desinfizierend und wundheilungsfördernd wirken.

Dosierung: Mehrmals täglich Brand- und Wund-Gel Eu Rho dünn auftragen.

Behandlungskosten pro Tag: ca. 0,50 Euro (Packung mit 20 g).

2. Vitamin-Präparat
Bei leichten Verbrennungen und Verbrühungen ist das Provitamin Dexpanthenol (Panthenol Spray) empfehlenswert. Aus Dexpanthenol bildet sich auf der Haut des Vitamin Pantothensäure, das entzündungswidrige und wundheilungsfördernde Eigenschaften besitzt. Außerdem kühlt der Panthenol Spray die verbrannte Hautpartie und lindert so Schmerzen.

Dosierung: Ein- bis mehrmals täglich Panthenol Spray auf die verbrannte Haut sprühen.

Behandlungskosten pro Tag: ca. 0,80 Euro.

3. Homöopathisches Mittel
Treten bei Verbrennungen und Verbrühungen stark brennende Schmerzen und Blasenbildung auf, sind Cantharis D12 Globuli DHU (Spanische Fliege) das geeignete Mittel.

Dosierung: Alle 2 bis 6 Stunden 5 Globuli Cantharis D12 DHU im Mund zergehen lassen.

Behandlungskosten pro Tag: ca. 0,12 Euro.

Verletzungen, stumpfe

Was geschieht im Körper?

Prellungen, Blutergüsse und Quetschungen entstehen durch Gewalteinwirkung (Schlag, Stoß) auf Körperteile, wobei die Haut unverletzt bleibt. Zur Verstauchung kommt es, wenn die Bänder eines Gelenks durch Umknicken stark überdehnt werden. Stumpfe Verletzungen sind häufige Unfälle bei Arbeit und Sport.

Die Beschwerden
Zerreißen von Blutgefäßen, Blutungen unter der Haut, Schmerzen und Schwellung, Rötung, Erwärmung und Funktionsbeeinträchtigung.

Was hilft?

Wichtig ist, dass eine stumpfe Verletzung sofort behandelt wird, denn jede Verzögerung verlängert die Behandlung um Tage.

1. Allgemeine Maßnahmen
Stumpfe Verletzungen werden nach dem PECH-Schema behandelt.

P = Pause – das verletzte Körperteil darf nicht mehr bewegt werden, um den Entzündungsprozess in Grenzen zu halten.

E = Eis – mit der Anwendung von Kälte in Form von kaltem Wasser oder als Kühlkompresse werden Schmerzen gelindert, Entzündung und Schwellung gestoppt.

C = Compression – eine feste, aber elastische Binde gibt dem verletzten Körperteil Halt, stoppt die Blutung ins Gewebe und hemmt die Schwellung.

H = Hochlagern – ein Hochlagern des verletzten Körperteils bewirkt eine Abnahme der Schwellung und eine schnellere Auflösung des Blutergusses.

2. Pflanzliches Mono-Präparat

Wichtig ist nicht nur eine Sofort-Behandlung nach PECH, sondern auch die gezielte Weiterbehandlung. Bewährt hat sich hier Arnika, eine bekannte Pflanze der Volksmedizin. Die Inhaltsstoffe in den Arnikablüten besitzen entzündungswidrige, schmerzstillende und antibakterielle Eigenschaften. Es kommt zu einer Verbesserung der Durchblutung in der verletzten Körperpartie und zum Abklingen der Schwellung. Damit ist Arnika lokal angewandt ein wertvolles Mittel zur Behandlung von Zerrungen, Prellungen, Verstauchungen, Muskel- und Gelenkschmerzen sowie Schwellungen infolge von Quetschungen. Ein Auszug (Tinktur) aus den Arnikablüten ist der Inhaltsstoff in Andechser Klosterarznei Arnikatinktur.

Gegenanzeigen: Überempfindlichkeit gegen Korbblütler.

Dosierung: Zu Umschlägen Andechser Klosterarznei Arnikatinktur im Verhältnis 1:5 mit Wasser verdünnen. Bei stumpfen Verletzungen, Verstauchungen, Muskel- und Gelenkschmerzen kann man die betroffenen Körperteile auch mit der verdünnten Andechser Klosterarznei Arnikatinktur einreiben!

Behandlungskosten pro Tag: ca. 0,60 Euro.

3. Homöopathisches Komplex-Mittel

Bei stumpfen Verletzungen sind homöopathische Mittel wie Arnika, Bellis perennis (Gänseblümchen), Hypericum (Johanniskraut), Symphytum (Beinwell) und Aconitum (Blauer Eisenhut) empfehlenswert. Sie sind in Traumeel S Tabletten enthalten.

Gegenanzeigen: Überempfindlichkeit gegen Korbblütler.

Dosierung: 3-mal täglich 1 Tablette Traumeel S im Mund zergehen lassen.

Behandlungskosten pro Tag: 0,34 Euro (Packung mit 50 Tabletten).

Verstauchungen, siehe Verletzungen, stumpfe

Verstopfung (Obstipation)

Was geschieht im Körper?

Unter Verstopfung versteht der Arzt ein erschwertes, manchmal auch schmerzhaftes Absetzen des Stuhls, wobei der Betroffene weniger als dreimal pro Woche Stuhlgang hat. Hinzu kommt meist ein harter Stuhl. Ursachen dafür sind häufig Bewegungsmangel, ballaststoffarme Kost (wenig Obst und Gemüse), zu geringe Flüssigkeitsaufnahme und bestimmte Medikamente. Im Alter nehmen Verstopfungen zu.

Die Beschwerden

Zu wenig Stuhlgang, harter Leib, Völlegefühl und Schmerzen.

Was hilft?

Die ersten Maßnahmen bei Verstopfung sollten darin bestehen, die Darmfunktion (Verdauungsbewegungen des Darms) durch viel Bewegung, Trinken und ballaststoffreiche Kost anzuregen. Reichen diese Maßnahmen nicht aus, werden zuerst pflanzliche Quellstoffe und Zuckeralkohole eingesetzt. Nur wenn diese nicht den gewünschten Erfolg bringen, dürfen pflanzliche Arzneimittel (Aloe, Sennesblätter oder -früchte, Faulbaumrinde) zur Anwendung kommen.

1. Pflanzliches Mono-Präparat

Indische Flohsamenschalen enthalten Schleimstoffe, die im Darm mit Wasser aufquellen und so den Darminhalt erheblich vergrößern. Dies wirkt als Reiz auf die Darmwand, die Darmbewegungen zu aktivieren, was den Abführeffekt auslöst. Diese Heilpflanze ist als Flosa orange zuckerfrei Granulat im Handel.

Gegenanzeigen: Darmverschluss, schwer einstellbarer Diabetes mellitus.

Dosierung: 1- bis 3-mal täglich 1 gehäuften Teelöffel Flosa orange Granulat in reichlich Flüssigkeit (z. B. 1 Glas Wasser mit 150 ml) einrühren und sofort trinken. Danach ein weiteres Glas Flüssigkeit einnehmen. Die Einnahme erfolgt am besten vor oder während einer Mahlzeit, spätestens jedoch 1 Stunde vor dem Zubettgehen. Zwischen der Einnahme des Granulats und anderen Arzneimitteln sollte mindestens 1 Stunde liegen. Bei Verstopfung pro Tag mindestens 1,5 Liter Flüssigkeit zu sich nehmen!

Behandlungskosten pro Tag: ca. 0,60 Euro (Packung mit 250 g Granulat).

2. Naturstoff

Der Zuckeralkohol Lactulose bindet Wasser im Darm. Das vergrößert den Darminhalt und macht ihn weicher. Die Folge ist ein Reiz auf die Darmwand, die Verdauungsbewegungen des Darmes zu verstärken, was die abführende Wirkung auslöst. Lactulose (Lactulose-1A Pharma Sirup) ist gut verträglich, sodass auch eine längere Anwendung – z. B. bei Senioren – unbedenklich ist.

Gegenanzeigen: Darmverschluss.

Dosierung: 1- bis 2-mal täglich 7,5 bis 15 ml Lactulose-1A Pharma Sirup (Messbecher in Packung) mit warmem Wasser oder anderen Getränken einnehmen. Der mild abführende Effekt setzt 2 bis 10 Stunden nach der Einnahme ein.

Behandlungskosten pro Tag: ca. 0,31 Euro (Packung mit 500 ml).

3. Pflanzliches Mono-Präparat

Ist mit den oben genannten Präparaten der Abführeffekt unbefriedigend, rechtfertigt dies die Anwendung eines pflanzlichen Abführmittels, wie z. B. von Sennesfrüchten (Midro Abführtabletten). Dieses Medikament ist aber nur für eine kurzfristige Anwendung (maximal 1 bis 2 Wochen) vorgesehen.

Gegenanzeigen: Darmverschluss, akut-entzündliche Darmerkrankungen, Schwangerschaft und Stillzeit. Für Kinder unter 12 Jahren ist das Präparat nicht geeignet.

Dosierung: Abends 1 bis 4 Tabletten.

Behandlungskosten pro Tag: ca. 0,09 Euro.

Wadenkrämpfe

Was geschieht im Körper?

Bedingt durch Magnesiummangel kommt es zu schmerzhaften Verkrampfungen der Wadenmuskulatur.

Die Beschwerden

Ziehen und Schmerzen in den Waden, vor allem nachts.

Was hilft?

1. Mineralstoff-Präparat

Magnesium als Gegenspieler des Kalziums führt im Körper zu einer Abnahme des erhöhten Spannungszustands der Muskulatur und verhindert bzw. löst Wadenkrämpfe. Als bewährtes Präparat gilt hier das hochdosierte Magnesium Verla 300 Beutel Granulat, das 300 mg Magnesium in einem Beutel enthält.

Dosierung: Täglich 1 Beutel Magnesium Verla 300.

Die Behandlung sollte mindestens drei Wochen dauern!

Behandlungskosten pro Tag: 0,31 Euro (Packung mit 50 Beuteln).

Warzen

Was geschieht im Körper?

Warzen sind durch eine Virus-Infektion ausgelöste Wucherungen der Haut.

Die Beschwerden

Warzen sind in erster Linie ein kosmetisches Problem. Sie treten an Fingern, Handrücken, Gesicht, Füßen und im Bereich der Schleimhäute auf. Ziemlich schmerzhaft können Dornwarzen sein, die sich an den Fußsohlen bilden.

Was hilft?

1. Synthetisches Kombinations-Präparat

Das Präparat Collomack topical Lösung enthält Salizylsäure und Milchsäure, zwei Substanzen, die auf Warzen aufweichend wirken, sodass sich die Warzen auflösen.

Dosierung: Collomack topical Lösung wird mehrmals täglich auf die Haut aufgetragen. Die Behandlung dauert mehrere Wochen.

Behandlungskosten pro Tag: ca. 0,20 Euro.

2. Homöopathisches Mittel

Thuja (Lebensbaum) gilt in der Homöopathie als bewährtes Warzenmittel und ist besonders für Kinder geeignet. Dabei sollte Thuja innerlich und äußerlich zur Anwendung kommen. Die Behandlung dauert in der Regel einige Wochen.

Dosierung: 3-mal täglich 5 Globuli Thuja D6 DHU im Mund zergehen lassen.

Mit Thuja Urtinktur DHU mehrmals am Tag die Warze betupfen.

Behandlungskosten pro Tag: ca. 0,30 Euro.

Tipp: Obwohl oft nicht erklärbar, gibt es alte Hausmittel – sogar mystische –, die häufig überraschende Erfolge bringen: Das Auftragen des gelben Milchsaftes aus dem Schöllkraut auf die Warze, das Betupfen der Warze mit Urin, einen Bindfaden mit soviel Knoten, wie man Warzen hat, unter das Kopfkissen legen, das „Besprechen“ oder das „Vergessen“ der Warze.

Wechseljahresbeschwerden (klimakterische Beschwerden)

Was geschieht im Körper?

Die Wechseljahre sind der Zeitraum, in dem sich der Hormonhaushalt der Frau auf eine Zeit einstellt, in der eine Schwangerschaft nicht mehr eintreten kann. In den Wechseljahren kommt es zum allmählichen Nachlassen der Produktion der weiblichen Sexualhormone (Östrogene und Gestagene). Dieser Prozess endet mit dem völligen Versiegen der Hormon-Produktion. Als Menopause wird der Zeitpunkt der letzten Regelblutung und 1 Jahr danach definiert. In Deutschland tritt die Menopause bei Frauen durchschnittlich im Alter von 52 Jahren ein. Obwohl die Beschwerden belastend sein können, sind die Wechseljahre der Frau keine Krankheit!

Die Beschwerden

Als Folgen der nachlassenden Produktion der Sexualhormone können bei der Frau 3 Gruppen von Beschwerden auftreten:

- körperliche Beschwerden (Störungen des Menstruationszyklus, Rückbildungen an Haut, Schleimhäuten, Muskulatur und Knochen),
- neuro-vegetative Beschwerden (Hitzewallungen, Schweißausbrüche, Kopfschmerzen, Schwindel, Herzbeschwerden, Missempfindungen der Haut und Schlafstörungen),
- psychische Störungen (Stimmungsschwankungen, Depressionen, Angst, Gereiztheit, Aggressivität, Anspannung, Müdigkeit, Antriebsarmut und Nachlassen der geistigen Fähigkeiten).

Was hilft?

1. Pflanzliches Mono-Präparat

Die Inhaltsstoffe der Traubensilberkerze (Remifemin Tabletten) lindern deutlich Wechseljahresbeschwerden wie Hitzewallungen, Schweißausbrüche, Schlafstörungen und Stimmungslabilität. Remifemin sollte regelmäßig über Monate eingenommen werden, was bei der guten Verträglichkeit problemlos möglich ist.

Dosierung: Morgens und abends 1 Tablette Remifemin. Die Wirkung setzt ca. 2 bis 4 Wochen nach Einnahmebeginn ein.

Behandlungskosten pro Tag: 0,23 Euro (Packung mit 100 Tabletten).

Meinung des Autors: Von den im Handel befindlichen Traubensilberkerze-Präparaten wurde die Wirksamkeit von Remifemin in klinischen Studien bei Wechseljahresbeschwerden belegt. Deshalb wird Remifemin hier empfohlen. Neuere Untersuchungen lassen den Schluss zu, dass die Inhaltsstoffe der Traubensilberkerze auch vor Osteoporose (Knochenschwund) schützen.

2. Pflanzliches Mono-Präparat

Sollte es trotz der Einnahme von Remifemin nicht zum Nachlassen der Schweißausbrüche kommen, ist zusätzlich ein Salbei-Präparat (Sweatosan N Dragees) zu empfehlen.

Salbei verringert die Schweißproduktion im Körper. Die Einnahme sollte regelmäßig bis zur Abnahme der Beschwerden durchgeführt werden.

Dosierung: Bei Tagesschweiß: 3-mal täglich 1 bis 2 Dragees Sweatosan N. Bei Nachtschweiß: Abends 1 bis 4 Dragees.

Behandlungskosten pro Tag bei Tagschweiß: ca. 0,88 Euro, Behandlungskosten pro Tag bei Nachtschweiß: ca. 0,49 Euro (Packung mit 100 Dragees).

> Tipp: **Phyto-Östrogene aus Soja und Rotklee!** Zurzeit werden Präparate mit Phyto-Östrogenen als Mittel bei Wechseljahresbeschwerden in der Verbraucherpresse (z. B. Frauenzeitschriften) stark beworben. Doch es gibt einen grundsätzlichen Unterschied zu pflanzlichen Arzneimitteln aus der Traubensilberkerze: Präparate aus Soja und Rotklee sind – obwohl recht preisintensiv – keine Arzneimittel, weil ihre Wirksamkeit bei klimakterischen Beschwerden in klinischen Studien bis jetzt noch nicht nachgewiesen wurde. Deshalb sind diese Präparate nur Nahrungsergänzungsmittel und werden hier nicht empfohlen!

Wunden

Was geschieht im Körper?

Schürfwunden, kleine Stich- oder Schnittwunden sind häufig auftretende Verletzungen. Sie entstehen meist durch mechanische Einwirkungen auf die Haut.

Die Beschwerden

Verletzung der gesunden Haut, Blutung und Schmerzen.

Was hilft?

Voraussetzung für die Selbstmedikation ist ein noch wirksamer Tetanusschutz, denn der Wundstarrkrampf ist eine lebensgefährliche Komplikation, die bei allen Verletzungen auftreten kann.

1. Synthetisches Mono-Präparat

Nachdem die Blutung aufgehört hat, muss die Wunde desinfiziert werden. Hier eignet sich Povidon-Jod (Betaisodona-Lösung).

Gegenanzeigen: Jodüberempfindlichkeit, Schilddrüsenüberfunktion.

Dosierung: Betaisodona-Lösung auf die Wunde auftragen und trocknen lassen.

Behandlungskosten pro Tag: ca. 0,15 Euro (Packung mit 30 ml).

2. Vitamin-Präparat

Nach dem Desinfizieren der Wunde, ist die Anwendung des Provitamins Dexpanthenol (Panthenol-Spray) zu empfehlen. Auf die Wunde gesprüht, entsteht aus Dexpanthenol das Vitamin Pantothensäure. Es fördert die Wundheilung, in dem es die Bildung neuer Hautzellen aktiviert. So kommt es zu einem raschen Wundverschluss und damit zu einem beschleunigten Heilungsprozess.

Dosierung: Panthenol-Spray mehrmals täglich auf die Wunde sprühen!

Panthenol-Spray gehört in jede Hausapotheke, denn es ist auch ein wirksames Mittel bei Verbrennungen und bei Sonnenbrand.

Behandlungskosten pro Tag: ca. 0,35 Euro.

Stichwortverzeichnis